このとおりやればすぐできる

ナースのための データ処理

生きた実例で理解する

基礎からやさしくわかる
現場の統計学

坪井博之◉著

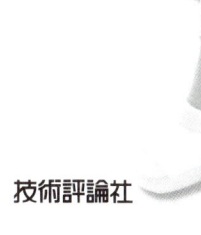

技術評論社

はじめに

　筆者が医療関係、とくに看護関係を中心にコンサルタントを始めて30年以上になります。長らく、システムの構築や業務改善、教育活動などを行ってきましたが、ここ10年くらいは、量的な看護研究のアドバイスを求められるようになってきました。この背景には、看護大学や卒後教育の充実などといった教育的な環境の変化や、医療活動に対して根拠を求めるようになってきた社会的な環境の変化があるものと思われます。

　こうした環境変化を受けて、ナースが活動する現場においても、根拠を求めていく取り組みが盛んになってきています。アンケート調査が以前に比べてよく行われるようになってきたのも、その一環といえるでしょう。

　アンケート調査は、看護活動をよりよい方向へ進める原動力として最適です。しかし、調査の担当になったナースの悩みは深まるばかりです。

「アンケート調査を実施するのですが、なにをどうしていいやら……」
「調査はしたのに、データをどうすればいいのかわからない……」

　筆者の周りでは、こんな声をよく聞きます。こうした悩めるナースの声を受け、この本は誕生しました。

　本書は、「アンケート調査活動を"効率よく"行うためにはどうしたらよいのか」という点に特化して書いてあります。"効果的な質問項目の作り方"から"データの集計・分析"という、調査の開始から終了までに必要な内容を取り上げ、実例を挙げながらわかりやすく解説しました。

　とくに、難解になりがちな"集計・分析"は、一切の計算式を排除。パソコンのソフトに全ての計算を自動的にやってもらう方法について、初歩の初歩から説明してあります。計算がちょっと苦手な方々でも、悩むことなく分析結果を出すことができるでしょう。

　本書を通して、統計学を身近なものとして感じていただく一助になれば幸いです。

2011年1月　　　　　　　　　　　　　　　　　　　　　　　　坪井博之

本書の使い方と使用したソフトについて

◆**本書の使い方**

　本書は、実際のアンケート調査活動の参考にしていただけるように、例題を使用してデータ処理の方法を扱っています。

　アンケート調査のデータ処理が思うように進まない理由として、

① 数字に苦手意識がある。
② 表計算ソフトや統計処理ソフトの操作方法がわからない。
③ 統計学の知識不足でなじめない。

などが考えられます。

　これらのことを克服していただくためには、本書にある例題のデータを、実際に表計算ソフトや統計処理ソフトに入力して、データ処理の操作を行い、集計・分析結果を出力してみて下さい。例題の結果と見比べてみて、同じ結果であれば操作方法は正しかったといえるでしょうし、結果のどこの数字をどのように読めばよいのか、といった理解も深めることができるでしょう。これが、苦手を克服する近道ではないかと思います。

　このような方法でデータ処理や統計処理の知識・技術を身につけた上で、先行研究の報告書を読めば、結果がどう統計・分析され、そのデータはどのように取得されたのか、などのイメージが湧くようになります。そうすれば、自由自在にアンケート調査が行えるようになるでしょう。

◆**使用したソフト**

　本書では、収集したデータの入力方法と一般的な集計のために表計算ソフト『エクセル2007』の使用手順を、統計的な分析を行うために『エクセル統計2006 for Windows』の使用手順を説明しています。

　統計解析をするソフトとしては、IBMの『SPSS』が有名です。しかし、

本書では『エクセル統計2006 for Windows』を選びました。その理由は以下のとおりです。

①価格が比較的安い。
②エクセルに付け加えて使用するので、エクセルの感覚で使用できる。
③エクセルに入力したデータを、別途読み込ませる手間がかからない。

　アンケート調査の結果を学会などで発表する場合、データを解析したソフトを明らかにしなければなりません。こうした場合、一般的に市販のソフトを明記します。理由は、市販のソフトはメーカー側がソフトの正確性を保証しているため、信頼性が極めて高いからです。
　『エクセル統計』は、市販の統計解析ソフトでは最も安価な部類に入ります。ナースの方々の負担が少なく、かつ信頼性の高い処理を行うには、このソフトが最適なものの1つだといえるでしょう。今後、継続してアンケート調査を行うのであれば、職場などに導入しておけば、データ処理をスムーズに行うことができるのでお薦めです。
　本書は、実際にパソコンを操作しながら学習することを主眼に置いているため、統計用語などの説明は、必要最小限にとどめています。「より深く統計学の知識を高めたい」と思われた方は、必要に応じて統計の専門書をご覧下さい。また、より高度な統計処理をパソコンで行いたい場合は、『SPSS』を導入することをお薦めします。

　なお、本書で使用したソフトの最新版は以下のとおりです（2014年2月時点）。導入の際の参考にしてみて下さい。

- 『エクセル2013』http://office.microsoft.com/ja-jp/excel/
- 『エクセル統計2012』http://software.ssri.co.jp/lineup.html
- 『SPSS Statistics 22』http://www-01.ibm.com/software/jp/analytics/spss/products/statistics/

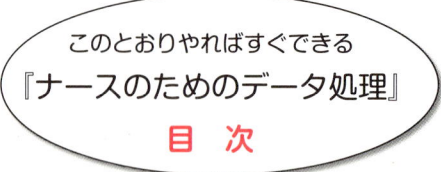

はじめに　3

本書の使い方と使用したソフトについて　4

第1章
データと情報化

1-1　情報化について　12
- 1 情報化ってなに？　12
- 2 情報における2つの欠点　13
- 3 情報化の効果を発揮するには　16
- 4 情報化に大切な2つの視点　19
- 5 言葉のデータと数字のデータ　21

コラム　情報化の大きな視点　24

第2章
アンケート調査について

2-1　アンケート調査　28
- 1 ナースのためのアンケート調査　28

2-2 アンケート調査の実施手順　　30

　1 アンケート調査の準備（Planの段階）　30
　2 アンケート調査の準備（Doの段階）　31
　3 アンケート調査データの集計・分析（Seeの段階）　32
　4 アンケート調査結果の公表　33

2-3 アンケート調査票の作成　　34

　1 アンケート調査表のサンプル　34
　2 アンケート調査表の構成　36
　3 目的に応じた内容を入れよう　36
　4 質問文を作るときの注意点　37
　5 質問文の回答形式を考える　40

コラム　標本の抽出ってなんだ？　47

第3章 アンケートデータの入力と集計

3-1 アンケートデータの入力　　52

　1 エクセルにデータを入力しよう　52
　2 通し番号を振る　53
　3 自由回答形式──数値データの入力　54
　4 単一回答データの入力　55
　5 複数回答データの入力　56
　6 順位回答データの入力　60
　7 自由回答形式──文字データの入力　61

アンケート調査実施後のデータ入力例　62

3-2　入力データの集計　　　　　　　　　　　64
■1 「量的データ」と「質的データ」の確認　64
■2 分析ツールの準備　66
■3 量的データの集計　69
■4 質的データの集計　73

第4章
集計データの分析準備

4-1　統計的仮説検定の手順　　　　　　　　　96
■1 二重否定の考え方に慣れよう　96
■2 仮説の設定　97
■3 尺度水準の見極め　99
■4 両側検定と片側検定　101
■5 直接確率P値ってなんだ？　102
■6 第1種の誤りと第2種の誤り　104

4-2　分析方法の選び　　　　　　　　　　　　106
■1 分析方法選択のフローチャート　106

第5章
集計データの検定

5-1 クロス集計表と検定　110
- **1** 2×2クロス集計表の検定（独立性の検定）　110
- **2** フィッシャーの直接確率検定　117
- **3** L×Mクロス集計表の検定　121
- **4** マクネマーの検定　128

5-2 相関係数ってなに？　132
- **1** 関係性を知る指標　132
- **2** 相関係数をもう少し詳しく
　　　——スピアマンの相関係数を例に　132

5-3 相関係数と検定　136
- **1** ピアソンの相関係数と検定　136
- **2** スピアマンの順位相関係数　139

コラム　「社会調査」と「質問紙調査」ってなに？　143

5-4 2群の差の検定　144
- **1** 2群の平均値の差の検定（対応がない場合）　144
- **2** 2群の平均値の差の検定（対応がある場合）　149
- **3** 順序尺度の2群の差の検定（対応がない場合）　152
- **4** 順序尺度の2群の差の検定（対応がある場合）　158

5-5　多群の差の検定　162
　　1 多群の平均値の差の検定（一元配置分散分析）　162
　　2 クラスカル・ウォリス多重比較検定　167

付録　SPSS による分析結果　171

本書に掲載しているデータについて　180

参考文献　180

索引　181

第1章

データと情報化

統計って、なんのために行うのでしょう？ それは、目標を達成するのに問題となる点を把握するために行います。では、こうした"効果的な統計"を行うには、どうしたらよいのでしょうか？
そのカギを握るのが、「データ」と「情報化」です。
"効果的な統計"は、この2つのポイントを押さえることから始まります。

1-1 情報化について
ナースの統計処理で最も重要なコト

1 情報化ってなに？

　日常的によく使われる言葉に、**情報**と**データ**があります。本来、この2つの言葉の意味はまったく違うものですが、混同して使われることが多いように感じます。

　データは、「データでものを言いなさい」や「データで示しなさい」などといった会話によく使用されていますが、**データ自体は言葉や数字、記号の羅列**を意味しているにすぎません。一方、情報は、データから集計や分析を通して、判断や意思決定に有用になったものを意味しています。

　つまり、情報は人間にとって、何らかの価値を持ったものといえます。

ポイント

- データ
　→言葉や数字、記号の羅列

- 情報
　→データを分析し、有用になったもの

2 情報における2つの欠点

　情報は、私たちにいろいろな恩恵を与えてくれる、とても価値あるものです。しかし、うまく活用しなければ、その価値は半減してしまいます。情報が持つパワーを最大限に活用するには、以下に挙げる2つの欠点をカバーする必要があります。

● **情報の欠点①　——　"価値の差"**

　しかし、**情報**には"情報の送り側"と"受け取り側"の理解に差が生じる**ことが多い**という欠点があります。医療現場を例に、その欠点を考えてみます。

> 　病気で病院を受診した患者は、病院に病気を治してくれることを"期待"して受診します。この場合の"期待"は、完全に100％元の状態にもどることを意味しています。医療用語でいうと「完治」の状態です。しかし、医療者側は病気の状態にもよりますが、「完治」という言葉はほとんど使わず、「全治」という言葉を使用しています。「全治」は日常生活が行える程度、たとえるなら、80％程度元の状態に戻ったことを意味しています。
> 　つまり、"医療者側"と"患者側"は治すという言葉の意味に20％程度の差を持っていることになります。

　この例は、情報の価値は「そのデータの送り側と受け取る側の目的や価値観と、それぞれの人がそのデータを解釈するために備えている知識・技術・経験などによって、大きく左右されて決められるもの」ということを示唆しています。このような情報の送り側と受け取る側の差は、"新人看護師"と"ベテラン看護師"など業務を遂行する人間関係にもみられるのではないでしょうか。

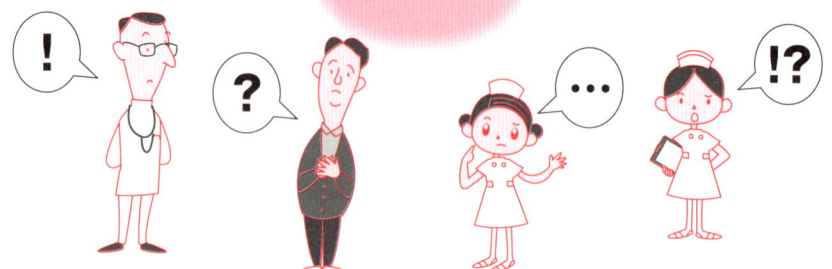

同じ情報でも、個人個人でその価値は大きく異なる

● 情報の欠点② ──"提供のタイミング"

　情報には、情報の送り側と受け取り側のタイミングという欠点もあります。私が実際に経験した例を披露してみましょう。

　　私は、大学生の時に卒業論文の作成のため、病院の小児外科病棟で三交代の看護実習を経験したことがあります。この実習の目的は、患者として入院しても見ることができないところを見て、体験を通して看護を理解することでした。その実習中に看護師さんの指導の下に、授乳作業を行ったことがありますが、核家族世代の上、知識、経験、技術がまったくなかったため大変に緊張したことを覚えています。
　　そのときに、小児外科病棟の実習で授乳作業について、あらかじめ情報が知らされていれば、授乳の方法や注意事項などを図書館やインターネットなどで調べることができたでしょう。そして、情報収集の結果、準備が十分にできていれば、実際の場面でプレッシャーを2分の1、3分の1にできたと思います。しかし、あらかじめ情報が与えられていなかったため、プレッシャーが2倍、3倍になってしまいました。

こうしたことは、臨床の場でよくあることではないでしょうか。たとえば、新卒の看護師のリアリティーショックの問題などです。つまり、**情報は、適切な時期にタイミングよく提供されれば、事前に問題を回避でき、結果にとても大きな差をもたらすことができるのです。**

　情報には、人間の行動をも変えさせるパワーが秘められています。最近の流行りの言い方では、誰でも情報を適切な時期に入手でき、活用できるようにすることを"見える化"といいます。この"見える化"に対応するには、「データを収集する知識・技術」と「データから情報を引き出す情報化の知識・技術の習得」、その両方が重要になってきます。

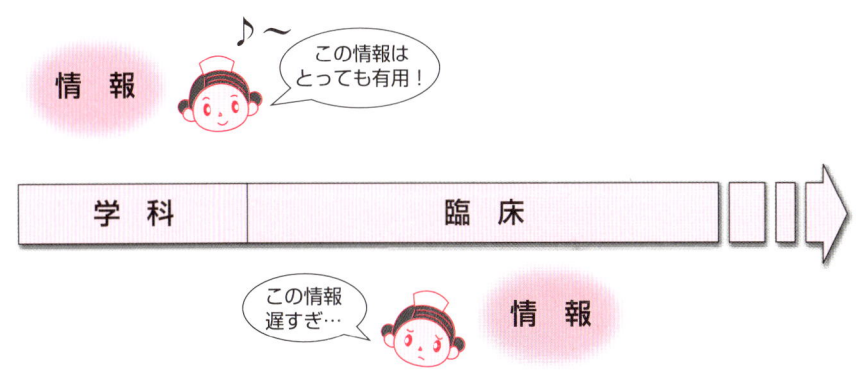

情報は、適切な時期にタイミングよく手に入れることが重要

3 情報化の効果を発揮するには

　ここまで、情報には欠点があることをみてきました。これらの欠点はけっこう大きな問題で、場合によってはさらなる大きな問題を引き起こす可能性があります。

　医療の現場を例に挙げると、情報の送り側と受け取り側の価値の差、時間差に起因する職場の問題は、職場の人間関係や雰囲気を悪くするのではないでしょうか。医療者と患者の場合では、それぞれの期待と結果に食い違いが生じ、医療や病院に対して不信感を増大させることにつながりかねません。

　このような問題を解決するためには、情報に"送り側"と"受け取り側"双方が納得できるような**客観性**を確保する必要があり、さらに、その情報を共有することが重要です。

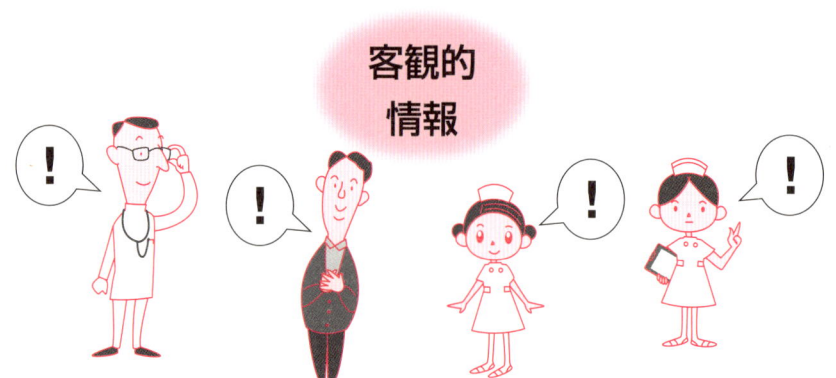

誰もが納得できるように、情報には客観性を持たせよう

●"客観的データ"で"客観的情報"を得よう

情報はデータから得ます。詳しくは後で述べますが、データには「言葉のデータ」と「数値のデータ」の2種類があります。一般的に、数値のデータの方が、言葉のデータに比べて客観性の確保に有利です。

たとえば、100という数値が算出された場合、100という数値は誰が見ても100ですし、100という数値があるから多い・少ないとの議論ができます。また、増えていく途中の100なのか、減っていく途中の100なのかによって、今後どのようにしたらよいか、などの議論もできます。

一方、言葉のデータは"言葉"である以上、受け取る側の認識に幅が出てしまいます。個人個人それぞれで、どうとでも解釈できる情報のことを「マルチプルアウト（玉虫色の表現）」といいますが、そういった情報を引き起こしやすいのが、言葉のデータの欠点です。

それでも、多くの人が納得すれば"客観性が高い"と判断されるため、言葉のデータを使用して状況を変えることができます。ただ、それが必ずしも正解とは限らないということもあり得るのも、言葉のデータが抱える欠点です。

言葉のデータは、良い意味でも悪い意味でも"曖昧さ"を含んでいます。そのあたりをよく理解して客観的情報を引き出さないと、個人個人の活動がバラバラでなんとなくやったような気分になり、望ましい結果を得ることは難しくなります。

●客観的情報の活かし方

ここで、客観的な情報の共有によって病院の改革が行われた例をみてみましょう。

> この病院は、およそ20年前から経営状態が思わしくなく赤字を出し続けていた半官半民の病院でした。それまで、院内でさまざまな改善・改革案が示されてきましたが、部門間の壁が高く、病院全体にかかわる改善・改革は一向に進まない状況が続いていました。このよう

> な状況が継続してきたため、累積赤字が増え、病院の存続も危ぶまれ始めます。そこで、病院の改善・改革を進めるために、人事異動で経営能力に優れた事務長が送り込まれました。その事務長は、前任の事務長からの引継ぎで病院の経営分析の報告書を示され、病院の赤字経営の状態に驚いたそうです。
>
> そこで事務長は、それまで伏せられていた病院の経営分析の報告書を関係する部署ごとに職員全員にコピーして配布します。職員全員に問題点を考えさせるようにしたのです。そのコピーを配布された看護職員は、「自分たちは一生懸命仕事をしてきたのにこんなに大きな赤字が出ていたとは」と大変に驚いていたそうです。
>
> 職員を対象にした経営情報の公開をすることで、"病院の赤字"という共通認識ができ上がります。おかげで、それまで高かった部門間の壁が低くなり、協力できるところは協力し、妥協できるところは妥協するような積極的姿勢が生まれました。その結果、横断的な改善案・改革案が実行できるようになり、5年で病院の収支が取れるようになったそうです。

病院職員は一人ひとりをみるとよく仕事をしていると思います。しかし、個人個人、部署ごとがバラバラで足並みが揃っていない病院が多いのではないでしょうか。病院職員は自分の所属している病院を潰したいと思って仕事をしている人はいないと思います。

つまり、病院職員に客観的な情報が提供され、共通の認識を持たせることが、サービスや職場の改善や病院全体の改善・改革をする上で大変に重要なことといえます。そのため、言葉のデータと数字のデータの適切な取り扱い、情報化の知識・技術の習得は必要不可欠といえるでしょう。

しかし、情報化は、職場の問題解決、業務改善や看護研究などで重要なことですが、単に情報化すればよいというわけではありません。「**何をどのように情報化すると、何がどのように変えられるか？（どのように変わるか？）**」を具体的に明確化して取り組むことがより大切です。

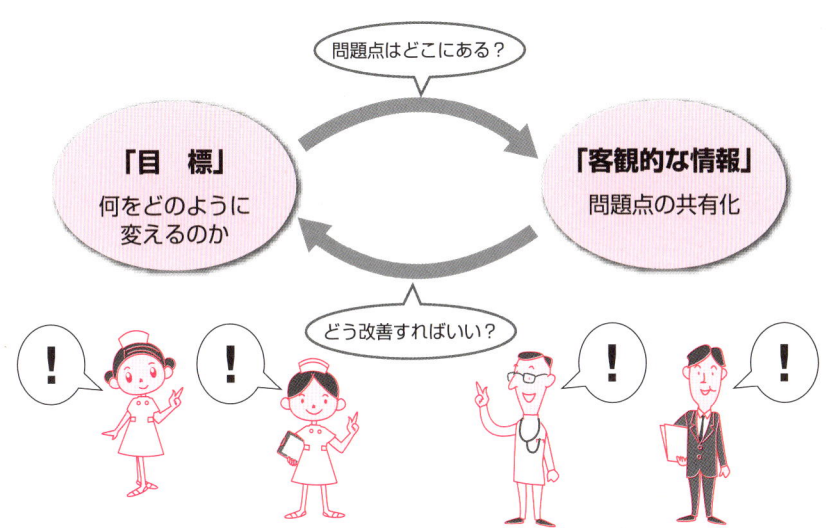

「目標」と「客観的情報」の両方を具体化することが大切

4 情報化に大切な2つの視点

　目標の提示と情報化は、職場の問題改善に大きな威力を発揮します。しかし、これをただ漠然と行っているだけでは、なかなか問題改善につながりません。とくに、情報化をきちんと行わなければ、効果を発揮するのは難しくなります。なぜなら、**情報は判断や意思決定に有効なものでなくてはならない**からです。必要以上の情報化や理解できない情報では、かえって関係者を混乱させて、サービスや業務の改善活動のさまたげになってしまいます。

　また、**情報は、経営、管理者、作業レベルといった、施設内における各レベルの目標達成に貢献するようなものでなければなりません**。たとえ情報化を行って改善案が提示されても、それぞれのレベルの目標に貢献できる改善案でなければ、その改善案は経営者や管理者に取り上げてもらえず、実行することはできません。

では、こうした条件を満たした情報化を行うには、どうすればよいのでしょうか？　それには、以下に挙げる2つの視点をもとにアプローチするのが近道です。

> **ポイント**
>
> Ⓐ**現状の情報整理・分析**
> 　→職場にあるいろいろなデータを収集して分析することにより、サービスや業務の改善に有効な情報を導き出す。
>
> Ⓑ**新たに有効な情報を作り出す**
> 　→現状にさまざまな分析手法を適用して、サービスや業務の改善に有効な情報（分析結果）を作り出す。

　Ⓐの「現状の整理・分析」は、Ⓑの「新たに有効な情報を作り出す」と比較して、データの収集に時間がかかりませんが、職場の問題に対して焦点のあったデータが収集できない場合が多く、追加のデータ収集が必要になることが多くなります。

　一方、Ⓑの「新たに有効な情報を作り出す」では、Ⓐの「現状の整理・分析」と比較するとデータの収集や分析に時間がかかりますが、分析結果で職員を納得させられるような客観的な情報を得ることが可能になるため、サービスや業務の改善活動に協力が得られやすくなります。

　実際、サービスや業務の改善を行うときには、予備的に現状の問題の周辺にⒶの「現状の整理・分析」の視点でデータを収集して分析し、ある程度状況を把握してから、Ⓑの「新たに有効な情報を作り出す」という視点でデータ収集や分析手法を適用して、サービスや業務の改善活動を行うことが現実的です。

　なお、Ⓐにはデータマイニングと呼ばれるマーケッティングの分野の統計処理の知識が必要となり、Ⓑでは**調査・研究の統計処理の知識の習得**が必要になります。

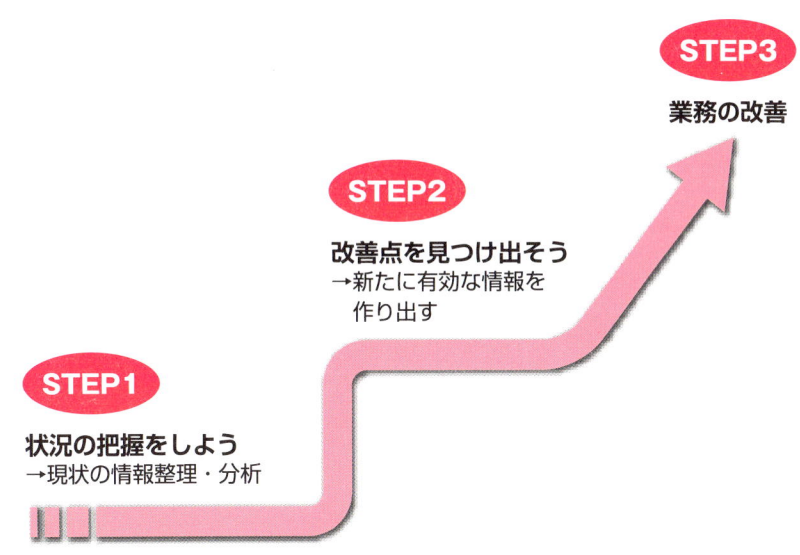

3つのステップを念頭に情報化を行うと、良い結果が出やすい

5 言葉のデータと数値のデータ

　情報化のために取り扱うデータには、**言葉のデータ**と**数値のデータ**があります。

　言葉のデータは、「質的データ」「定性的データ」「カテゴリデータ」と呼ばれ、言葉や文字を用いて表現したものです。事例研究、症例研究、文献研究などでよく使用されます。

　数値のデータは、「量的データ」「定量的データ」とも呼ばれ、数値を用いて表現されます。数値のデータを使用した研究は、タイム・スタディー法やワーク・サンプリング法を使用した業務分析が代表的なものです。

　収集される言葉のデータと数値のデータは、それぞれ表に示したような特徴があります。

言葉のデータ（質的データ、定性的データ）

・言葉や文字などで収集されるもの。
・収集されたデータに加減乗除（＋－×÷）ができないもの。
・インタビュー法や文献研究などで収集されるもの。
・データ収集方法が決まればデータ収集が比較的簡単である。
・主観的な表現が多く、客観性に乏しい。
・収集したデータの処理方法が少ない。
・収集したデータに適用できる統計学の技法が限定される。

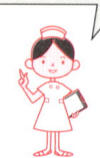

1：男性　2：女性といった数字を選択するようなものは言葉のデータに入ります

数値のデータ（量的データ、定量的データ）

・数値で収集されるもの。
・収集したデータに加減乗除（＋－×÷）でき、結果に意味があるもの。
・タイム・スタディー法などの定量化の分析手法を適用して収集されるもの。
・分析手法を適用した場合、データの収集に多くの手間、時間がかかる。
・収集したデータに客観性がある。
・収集したデータの処理方法が多い。
・収集したデータに適用できる統計学の技法が多い。
・調査対象の前後の比較がし易い。
・収集したデータから予測が容易にできる。
・収集したデータからその特徴を要約して表現できる。

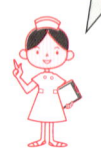

身長・体重・血圧などのようなものが数値データの代表例です

● **言葉のデータと数値のデータ、長所と短所**

　数値のデータの代表例といえば、身長・体重・血圧などの測定値が挙げられます。こうした数値のデータは、客観性が高いということが利点です。しかし、数値のデータを得るためには、調査活動が大がかりなってしまう傾向があります。その上、調査の内容によっては項目全てを数値の

データで得ることが難しいことも、欠点の1つに挙げられます。

　言葉のデータには、選択制の回答（1：好き、2：きらい、3：どちらでもない、など）や自由回答などが含まれます。こうしたデータは、主観的表現が多くて客観性に乏しいのが欠点です。その一方で、収集方法さえ決まってしまえば、データ集めが比較的簡単に行えるのが利点です。

●アンケート調査でデータを集めよう

　そうした言葉のデータと数値のデータの特徴を踏まえた情報化の方法として挙げられるのが、**質問紙（アンケート）調査**です。これは、質問紙（アンケート）調査表を作成し、言葉を使用した質問項目に5段階などの尺度を設定して、言葉のデータ（質的データ）を数値のデータ（量的データ）に変換して把握する方法のことで、このことを一般に**数量化**といいます。

　詳しいことは後述しますが、収集した言葉のデータと数値のデータでは、使用できるデータの処理方法（集計・分析）がまったく異なる点に注意が必要です。

　たとえば、アンケート調査のフェイスシートに、性別を選択してもらう項目（1：男、2：女）を設定して60人の男女（男30人、女30人）に調査を行なった場合、収集されたデータの平均を計算すると1.5になります。この数字は、どのように解釈したらよいのでしょうか……。

　こうしたデータは、平均を出すような加減乗除をすることに意味がないので、言葉のデータになります。しかし、パソコンでデータ処理をする場合には、処理しやすいように便宜上数値に置き換える必要があります。この例からもわかるように、パソコンで処理方法を選択するときや、得られた結果を解釈するときには、細心の注意を払いましょう。

> **コラム** 情報化における大きな視点

　職場の問題解決、看護研究やサービス、業務の改善をする場合、言葉のデータと数値のデータを使用して、できる限り客観的に行わなければなりません。なぜなら、その業務にかかわる職員に、改善後の状況がどのようになるかを理解させ、安心させる必要があるからです。そこで長年働いている職員にとっては、現状で行われている業務がどんなに複雑で面倒な手順であっても、慣れている手順が精神的に安定した手順です。そのため、状況がどのように変わるか不明確なまま改善案を実行してしまうと不安が大きくなり、その後の業務の維持、発展に協力が得られなくなります。

　言葉のデータ、数値のデータを使用して、できる限り客観的に行って職員の納得させていくことは、職務満足度の向上につながります。また、業務の改善だけでなく、問題解決や調査・研究においても大変に重要です。

●レベルに合わせた情報化

　看護研究や問題解決、サービス、業務の改善を行う場合、言葉のデータと数値にデータを適切に処理し、その結果から導き出された情報をもとにして改善案が提示されますが、その改善案は図1.に示したような組織の各階層の目標を満足させるものでなくてはなりません。

　図1.は、組織を3つの階層に分け、それぞれの階層での業務・問題・目標の特徴を示したものです。

●作業レベル

　作業レベルでは、定型的な業務（行うことが大体決まっている業務）が多く、そこで起こる問題は、業務を行えば行うほど起こる発生型が主であることを示しています。

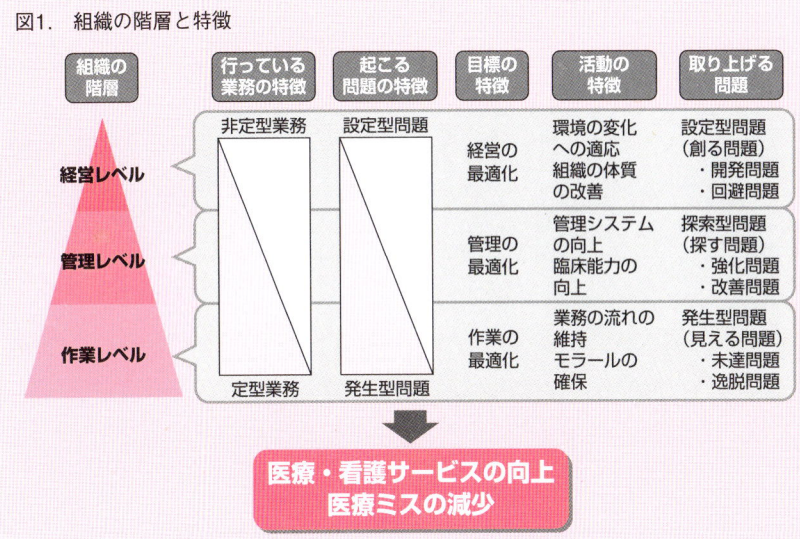

図1. 組織の階層と特徴

　作業レベルでの改善、問題解決、調査・研究の目標は、作業の最適化（業務の流れの維持、モラールの確保）を目指して行われます。つまり、守るべき基準が明確になっていて、その基準からの逸脱が問題として取り上げられることを示しています。新人スタッフの実践能力の場合、あらかじめ設定した到達レベルに対し、それをクリアできるかどうかが問題として取り上げられます。

　たとえば、発生型の問題——忙しくなればなるほど起きやすい処置伝票のチェック漏れや転記ミス、使用物品の紛失・破損など——は、守るべき基準が明確からの逸脱の問題としてとらえ、作業手順の変更や徹底などで作業の最適化をはかることが目標になります。

● 経営レベル

　経営レベルでは、組織全体の最適化を目的とするため、日常的に行われる業務よりも、その都度行われる業務内容が異なる非定型業務が主になります。そこで発生する問題は、たとえば病院の平均在院日数短縮の

ために新たな訪問看護ステーションを開設することで病院全体の最適化を目指す、というような、解決すべき課題を設定するようなものが主になります。そして、経営レベルの目標は経営の最適化で、環境の変化への適応と組織の体質の改善を目指して活動します。

環境の変化への適応とは、医療法の改正への対応、競合病院への対応、地域ニーズへの対応などを指し、組織体質の改善には、経営者と一般職員の良好な関係の構築が挙げられます。

なお、VRE（バンコマイシン耐性腸球菌）やMRSA（メチシリン耐性黄色ブドウ球菌）のような感染症対策の場合、各部門が徹底して対策を実行しないと根絶することはできませんが、そのような問題は臨床の場だけで行われるものではなく、経営レベルで回避問題や新たな方法の開発問題として病院全体で取り組む必要があります。

●管理レベル

中間に位置する管理レベルでは、業務の特徴は非定型業務と定型業務の割合は、実際には80〜90％は定型業務が占めており、発生型の問題は80〜90％占めているのではないでしょうか。

目標の特徴は、管理の最適化で管理システムの効率化と組織能力の向上となり、職場の強化問題と改善問題が取り上げられます。そして、管理レベルは、作業レベルが効率よく活動できるように支援していくことだけでなく、経営レベルの適切な意志決定・判断を促すための情報提供という大きな役割を担っています。

以上のような各階層の特徴や生産される医療・看護サービスにおいて、それぞれのレベルで最適化に役立つ研究結果や改善案が提示されるような情報化が、効率のよい研究活動、改善活動といえます。そのための情報化の有力なツールに挙げられるのが、**アンケート調査**（→27ページ）なのです。

第2章

アンケート調査について

業務改善やサービス向上といった目標を達成するには、まずデータが必要です。そうしたデータを集めるのに最適なのが「アンケート調査」です。手間がかからない上に、現場の声を直接拾うことができる、まさに最強のツールです。しかし、アンケートに適切な質問を設定しておかないと、その効果は発揮できません。

2-1 アンケート調査
質問内容と得られるデータの傾向を知ろう

　第1章では、業務やサービスの向上を図るには、情報が欠かせないことをお話しました。では、こうした情報の基となるデータを手に入れるためには、どうしたらよいのでしょうか？　最も有力な方法の1つがアンケート調査です。アンケート調査は、ナースの方々の負担が少なく、かつ業務やサービスなどの問題点を把握するのに最適です。
　第2章では、ナースに役立つアンケート調査の作成方法について説明します。

1 ナースのためのアンケート調査

　看護に関連するアンケート調査は、一般的に複数の質問項目から成り、それぞれの項目に5段階の尺度などを設定した調査票を使用して行います。そして、調査表に書かれた患者や看護職員の意見、意識や感覚などを数値のデータとして収集し、そのデータを比較することによって、問題の所在や解決すべき方向性を見出していきます。

●アンケート調査で得られるデータ

　アンケート調査には、**言葉のデータ**と**数字のデータ**が出てきます。第1章で述べたとおり、言葉のデータより数値のデータの方が客観性に優れているかわりに、全ての事柄を数値で把握することはできない、という特徴があります。

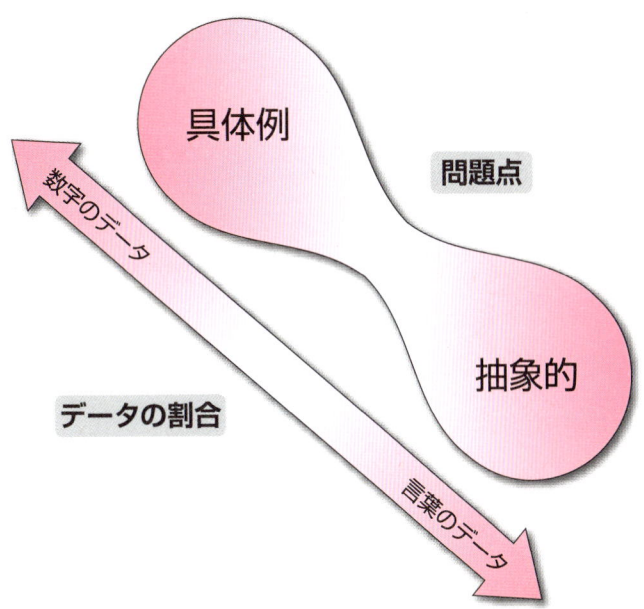

問題点が抽象的になればなるほど、言葉のデータが多くなる。

　たとえば、「通勤時間と交通費」という問題がある場合、"数字のデータ"に置き換えると、どの経路を使うとどのくらいの時間と費用がかかるかを"数値"で計算できます。得られた数値を一覧表にまとめれば、最も合理的な経路を選択することができます。しかし、「学校の教育問題」「看護活動」のような問題の場合、問題の全てを単純に"数値のデータ"に置き換えることは困難です。こうした問題には"言葉のデータ"も合わせながら全体を把握することが必要です。

　つまり、**具体的な事柄であるほど数値のデータで把握しやすく、抽象的な事柄になるにつれて言葉のデータの比重が高くなります。**

　看護関連のアンケート調査は、質問項目にさまざまな尺度を設定することによって数量化しようとするものですが、調査内容によっては言葉のデータが多くなる場合もあります。したがって、双方の特徴をよくふまえて調査・研究活動を行うことが重要です。

2-2 アンケート調査の実施手順

全ては計画から始まる

　アンケート調査は、調査の計画を立て、その計画にしたがって調査を実施し、収集したデータを集計・分析して報告書にまとめる、という手順で進められます。最終的には、その報告書をもとに日常業務をより良い方向へと導かなければ意味がありません。ここまで行うことが"アンケート調査"といえます。

　では、アンケート調査の実施手順の全体像をみてみましょう。

1 アンケート調査の準備（Planの段階）

①アンケート調査の目的の明確化

　調査を成功させるカギ、それは**目的**をはっきりさせることです。「なんのために行うのか？」を明確にしておけば、準備がスムーズに進みます。

あらかじめ決めておくこと

- 調査目的
- 調査対象（全数調査、サンプリング調査）
- 調査時期
- 調査方法［訪問面接法、郵送調査法、留置調査法、街頭調査法、電話調査法、電子調査法（電子メールやインターネットの利用）］
- 集計・分析方法
- 報告方法
- 日程・予算　　など

②アンケート調査票の作成

目的や調査対象にしたがい、質問内容を決めていきます。

アンケート調査表に盛り込む内容は？

・質問項目の検討
・フェイスシートの検討
・質問文の作成
・回答形式の検討
・プリテストの実施と調査方法、調査項目の修正

---

2 アンケート調査の準備（Doの段階）

③アンケート調査票の配付

アンケートの調査方法にしたがい、調査票を配布します。インターネットなどを利用する場合は、対象者にサイトの場所を告知します。

④アンケート調査票の回収

対象者からアンケートを回収します。回収の際は、以下のデータを取っておくとよいでしょう。

あると便利なデータ

・配布数
・回収率
・有効回答率

3 アンケート調査データの集計・分析（Seeの段階）

⑤アンケート調査データの入力

　得られたデータを入力します。最も一般的に使用されるソフトが『エクセル』です。本書では、エクセルにデータを入力する方法を説明します。

⑥アンケート調査データの集計

　入力したデータを集計します。以下のツールを活用すると便利です。

便利な集計ツール

・エクセルのピボットテーブル
・『エクセル統計』などに付属する集計ツール

---

⑦アンケート調査データの分析

　集計したデータを分析します。分析には以下のソフトが便利です。本書ではアドインの『エクセル統計』を使用して分析をする方法を説明します。

分析に欠かせないツール

・『エクセル統計』などのアドインソフトの活用
・SPSS
・HALBAU　など

---

4 アンケート調査結果の公表

アンケート調査を実施して、データの集計・分析が終了したら、抄録や報告書にまとめます。盛り込む内容は、基本的に以下の項目が挙げられます。

報告書に盛り込む内容

① 調査の概要
② 調査・研究の目的
③ 調査方法
④ 結果
⑤ 考察
⑥ 参考文献
⑦ 謝辞

アンケート調査活動は、調査者や被調査者など多くの方々の協力で行われるものです。よって、調査で得られる有用な結果は、病院などの施設で働く全ての職員が共有できるように、施設内の研究発表会や報告・勉強会で発表していきましょう。また、施設内にとどまらず、施設外で行われる学会や研究会などの場でも発表していくことも大切です。同時に、調査協力をしていただいた患者の皆さんにも、必要に応じて報告書を開示したり、施設内の掲示板などに貼り出しながら、成果をフィードバックしましょう。

多くの方々のサポートなしでは得られないアンケート調査の知見。自分たちの財産としてだけでなく、みんなの財産として広く公開することこそ、アンケート調査活動の意義ではないでしょうか。

2-3 アンケート調査表の作成

目的に合わせた調査表を作るには

1 アンケート調査表のサンプル

　調査表を作成するにあたり、とても参考になるのがアンケート調査表のサンプルです。ここからは、医療施設で行われた「健康維持に関するアンケート」で使用された調査表を見ながら、どのように調査表を作成していけばよいのか考えていきます。

健康維持に関するアンケート調査

問1　性別をお聞きします。　　　　1：男　　2：女

問2　あなたの年齢をお答えください。（　　　　　）歳

問3　あなたの身長をお答えください。（　　　．　　　）センチメートル
　　　　　　　　　　　　　　　　　　　　　　　　　　例）165.8

問4　現在の体重をお答えください。（　　　．　　　）キログラム　例）60.4

問5　現在の体重は、当施設を初めて受診したときより、
　　　1：増えている　2：変わらない　3：減っている

問6　現在行っている運動に○を付けてください。（○はいくつでも）
　　　1：通勤、通学や買い物などでよく歩くようにしている
　　　2：スポーツ施設に通っている
　　　3：ジョギングやウォーキングをしている
　　　4：体操などを自宅で行っている
　　　5：早朝ゲートボールなどを行っている
　　　6：地域のサークル活動などに参加している
　　　7：その他（　　　　　　　　　　　　　　　　　）

問7 あなたはふだんから心身の健康維持を保つために気をつけていることはありますか？
　　　気をつけている順に4番まで順位を回答欄に記入して下さい。（順位を4つ）
　　　1．栄養バランスに気をつけて食事をしている。　　　　　　　　　（　　）
　　　2．規則的な生活を心がけている。　　　　　　　　　　　　　　　（　　）
　　　3．体操・歩行などを定期的に行っている。　　　　　　　　　　　（　　）
　　　4．できることは自分でやり体を動かすようにしている。　　　　　（　　）
　　　5．定期的に健康診断をうけている。　　　　　　　　　　　　　　（　　）
　　　6．かかりつけの医師に定期的に見てもらっている。　　　　　　　（　　）
　　　7．休養や睡眠を十分にとっている。　　　　　　　　　　　　　　（　　）
　　　8．人と会って話す機会を持つようにしている。　　　　　　　　　（　　）
　　　9．その他（　　　　　　　　）　　　　　　　　　　　　　　　　（　　）

問8　ご自身の健康について何から情報を得ています？　○を付けてください。（○は3つ）
　　　1：テレビ
　　　2：ラジオ
　　　3：新聞
　　　4：雑誌
　　　5：インターネット
　　　6：その他（　　　　　　　　　　　　）

問9　当施設よりさし上げたパンフレットをお持ちですか？　（○は1つ）
　　　1：持っている
　　　2：持っていない
　　　3：なくした
　　　4：もらっていない
　　　5：その他（　　　　　　　　　　　　　　　　　　）

問9－1　問9で　1：持っている　と答えた方にお聞きします。
　　　　　食事をするときに、お持ちのパンフレットの内容を参考にしていますか？
　　　　　（○は1つ）
　　　　　1：参考にしていない
　　　　　2：あまり参考にしていない
　　　　　3：少し参考にしている
　　　　　4：参考にしている

問10　現在の健康状態をおききします。（○は1つ）
　　　1：不満
　　　2：やや不満
　　　3：どちらでもない
　　　4：やや満足
　　　5：満足

問11　その他　ご自身の日ごろの健康維持でお考えがありましたらご自由にお書きください。

2 アンケート調査表の構成

アンケート調査は、一般的に以下の3つの要素で構成されます。

> ●調査依頼表
> いわゆる「アンケートの案内文」のことです。アンケートの目的や主旨は、調査依頼表に明記します。
> (※サンプルでは、その場で回答してもらったことから調査依頼表は省略されています)
> ●フェイスシート
> 回答者の年齢・性別・職業など、「個人の属性(背景)を把握するための質問」のことです。
> サンプルの場合、問1～5がフェイスシートに該当します。
> ●質問文
> 文字どおり「アンケートの質問」を指します。調査目的に応じて設定していきます。

3 目的に応じた内容を入れよう

アンケートを作成する上でのポイントは、「フェイスシート」と「質問文」に、集計・分析するための内容が含まれていなければなりません。たとえば、

健康状態に性差はあるのか?

という仮説を統計的に検定することを目的としてアンケート調査が計画された場合、フェイスシートと質問文のどこかに、

男性か女性か？
現在の健康状態はどうなのか？

ということを明らかにする内容を設定する必要があります。でないと、いくら詳細なアンケートを取っても、目的が達成できません。必ず、**目的に応じた内容を入れるように**心がけましょう。

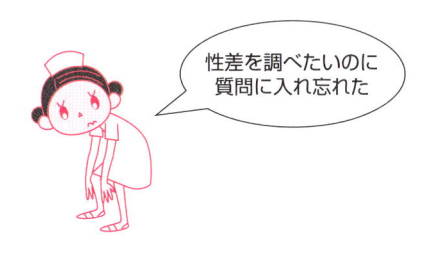

> 性差を調べたいのに質問に入れ忘れた

目的に合った質問の入れ忘れには、くれぐれも注意しましょう

4 質問文を作るときの注意点

　質問文の作成は大変に重要な作業で、回答方法の設定やデータ収集後の集計・分析にも大きな影響を与えるため、慎重に検討する必要があります。上手くいかなかったアンケート調査は、質問項目の設定に問題があることが多く、データ収集後に問題が発覚しても、もはやどうすることもできません。

　質問文を作成する場合には、以下の点に注意しましょう。

① 1つの質問に2つ以上の問いをしていないか？（ダブルバーレル質問）

　1つの質問に論点を2つ以上盛り込むと、質問の意図が不明瞭になって、回答者が答えにくくなります。こういう場合は、質問を分けてしまいます。

> <例>
> ・・・・・・・・・・
> 当施設の入院設備や看護サービスの満足度は良いですか？　それとも悪いですか？
>
> ↓
>
> 当施設の入院設備は良いですか？　悪いですか？
> 当施設の看護サービスは良いですか？　悪いですか？

②個人的な質問と一般的な質問を混同していないか？

　個人的意見を求めるアンケートに一般的な質問を混ぜると、回答者が答えにくくなる場合があります。たとえば、"臓器移植法案の是非"について聞かれた場合、「一般的には賛成すべきだろうが、私の臓器を使われるのはイヤかも……」という"相反した意見"が混じってくるかもしれません。こうした意見をくみ取るには、個人的な意見を聞かれているような文章に変更します。

> <例>
> 臓器移植法案に賛成ですか？　反対ですか？
>
> ↓
>
> あなたなら臓器を提供しますか？

③質問の順番に問題はないか？（キャリーオーバー効果）

　前の質問内容が、次の答えの選択に影響を与えることがあります。こうした効果を完全に排除することは難しいので、影響が最小限になるように質問の順番に気を配ります。

> **＜例＞**
> 質問1：あなたなら臓器を提供しますか？
> 質問2：臓器ドナーに登録したいと思いますか？
> ↓
> この順番で質問されると、質問1の答えが質問2の回答に影響することが予想されます。どちらか1つだけ質問するなど、うまく対策をとることが重要です。

④あいまいな表現はないか？

　主語や目的語は、くどいようでも省略しないようにします。また、「きちんと」「しばしば」「ときどき」といったあいまいな言葉は回避して、「週○○回以上」といった具合に基準を明確にします。

> **＜例＞**
> きちんと運動をしていますか？　いませんか？
> ↓
> あなたは週3回以上運動をしていますか？　いませんか？

⑤まぎらわしい表現になっていないか？

　質問は誰が読んでも理解できるようにわかりやすく書くように心がけましょう。「この質問はどう答えるべきだろう？」と混乱させるような文章は回避します。

> **＜例＞**
> メタボ診断は成人病に役立たないと思いますか？　思いませんか？
> ↓
> メタボ診断は成人病に役立つと思いますか？　思いませんか？

⑥失礼な質問になっていないか？

「無礼な内容」「失礼な表現」と感じる質問は改めます。

> ＜例＞
> あなたは人並みの性欲がありますか？
> ↓
> ……質問自体をやめたほうがいいかもしれません。

5 質問文の回答形式を考える

　アンケート調査表には、調査対象者から的確な答を得るためにさまざまな回答形式が盛り込まれています。回答形式には、大きく3つあります。

　どの回答形式にも長所と短所が存在します。アンケート調査の目的達成にはどんなデータが必要なのかをよく考え、質問内容に最も適当と思われる回答形式を選ぶことが重要です。

　ここでは、回答形式に合わせたデータ化についてもざっと触れていきますが、詳細は第3章で説明しますので、参考程度にみて下さい。

①自由回答形式

　自由回答形式とは、質問に対して自由に答える形式のことをいいます。

＜長所＞
・率直な意見を幅広く集めることができる。
・質問項目の作成が簡単。

＜短所＞
・質問文が的確でないと回答が得られないため、質問者側のセンスが問われる。
・回答者に意欲がないと十分な回答が得られない。
・回答者数が多くなるにつれ、分析が難しくなる。

●自由回答形式の例

自由回答形式には、**数量を記入してもらう場合**と、**文章で記述してもらう場合**の2つがあります。

> 〈例〉
> ・問2　あなたの年齢をお答えください。（　　　）歳
> 　　　　　　　　　　　　　　　　　　……自由回答形式－数量
> ・問3　あなたの身長をお答えください。
> 　　　　　　　　　（　　．　）センチメートル　例）165.8
> 　　　　　　　　　　　　　　　　　　……自由回答形式－数量
> ・問4　現在の体重をお答えください。（　　．　）キログラム　例）60.4
> 　　　　　　　　　　　　　　　　　　……自由回答形式－数量
> ・問11　その他　ご自身の日ごろの健康維持でお考えがありましたらご自由にお書きください。
> 　　　　（　　　　　　　　　　　　　　　　　　　　　　　　　）
> 　　　　　　　　　　　　　　　　　　……自由回答形式－記述

問2、3、4は数字を記入してもらう形式です。この形式では数字のデータのみが集まりますので、そのままエクセルなどに入力・統計処理をすることができます。

問11は文章で記入してもらう形式です。文章の場合、多種多様な意見が出てくるため、そのままでは収拾がつきません。そこで、内容が似たもの同士でグループ分けをし、各グループに数字を割り当てます。

1……体を動かす
2……ヘルシーな食事を心がける
3……飲酒・喫煙を控える
4……とくになし

たとえば、このようにグループ化して数字を割り当てた場合、1～4の数字をエクセルに入力します。こうしたデータは、件数や割合の算出・グラフ化することはできますが、統計処理には向きません。

②選択回答形式

　選択回答形式とは、あらかじめ与えられた選択肢に対し、回答者が最も適当と思われるものを選ぶ形式のことをいいます。

<長所>
・回答者が簡単に答えられる（回答率が高い）。
・集計・分析が簡単。

<短所>
・当たり障りない選択肢が選ばれる傾向が強い。
・選びたい項目がない場合、無回答になる。

●選択回答形式の例

　選択回答形式には、**単一回答**と**複数回答**の2種類あります。

●単一回答

　選択肢の中から1つだけを選択してもらう回答方式のこと。「**項目は複数あるけど、回答者が該当するのは1つだけ**」という質問に使用。

　　・二項選択……2つの選択肢から1つを選択して回答
　　・多項選択……3つ以上の選択肢から1つを選択して回答

●複数回答

　複数の選択肢の中から2つ以上を選択してもらう回答方式のこと。「**項目が複数あり、回答者が該当するのも複数**」という質問に使用。

　　・無制限複数回答……選択肢の中からいくつでも選択できる
　　・制限付き複数回答……選択できる数に制限が設けられている

〈例〉
- 問1　性別をお聞きします。　1：男　　2：女　……単一回答−二項選択

- 問5　現在の体重は、当施設を初めて受診したときより、
　　　　　　　　　　　　　　　　　　　　……単一回答−多項選択
　1：増えている　　2：変わらない　　3：減っている。（○は1つ）

- 問6　現在行っている運動に○を付けてください。（○はいくつでも）
　　　　　　　　　　　　　　　……複数回答−無制限複数回答
　1：通勤、通学や買い物などでよく歩くようにしている
　2：スポーツ施設に通っている
　3：ジョギングやウォーキングをしている
　4：体操などを自宅で行っている
　5：早朝ゲートボールなどを行っている
　6：地域のサークル活動などに参加している
　7：その他（　　　　　　　　　　　　　　　　　　　　）

- 問8　ご自身の健康について何から情報を得ていますか○を付けてください。（○は2つ）
　　　　　　　　　　　　　　　……複数回答−制限付き複数回答
　1：テレビ
　2：ラジオ
　3：新聞
　4：雑誌
　5：インターネット
　6：その他（　　　　　　　　　　　　　　　　　　　　）

- 問9　当施設よりさし上げたパンフレットをお持ちですか？（○は1つ）
　　　　　　　　　　　　　　　　　　　　……単一回答−多項選択
　1：持っている
　2：持っていない
　3：なくした
　4：もらっていない
　5：その他（　　　　　　　　　　　　　　　　　　　　）

- 問9-1　問9で　1：持っている　と答えた方にお聞きします。
  食事をするときに、お持ちのパンフレットの内容を参考にしていますか？（○は1つ）

  ……単一回答－多項選択

  1：参考にしていない
  2：あまり参考にしていない
  3：少し参考にしている
  4：参考にしている

- 問10　現在の健康状態をおききします。（○は1つ）

  ……単一回答－多項選択

  1：不満
  2：やや不満
  3：どちらでもない
  4：やや満足
  5：満足

　問1、5、9、9－1、10は単一回答です。回答者が該当する項目は1つのだけですので、選択された項目の数字をそのままエクセルなどに入力すれば、統計処理に利用できます。

　問6、8は複数回答です。この回答方式の場合、「回答者が該当する項目は複数ある」ということが前提になるため、全ての項目について"選択されたかどうか"をチェックする必要があります。具体的には、

1：通勤、通学や買い物などでよく歩くようにしている
　　　　　　　　　　　　　　　　　0：選択なし　　　1：選択あり
2：スポーツ施設に通っている　　　　0：選択なし　　　1：選択あり

　　　　　　　　　　　〜

7：その他　　　　　　　　　　　　　0：選択なし　　　1：選択あり

という感じでチェックを行い、項目ごとに「選択された」を"1"として、「されなかった」を"0"として、エクセルに入力・統計分析を行います。

> **ポイント**
>
> 複数回答の場合、なぜ全ての項目をチェックしないといけないのでしょうか？ それは、複数回答は単一回答を省略したかたちだからです。たとえば問6の場合、
>
> 1：通勤、通学や買い物などでよく歩くようにしている
>   はい　いいえ
> 2：スポーツ施設に通っている
>   はい　いいえ
>
>   〜
>
> 7：その他　　　　　　　　　　　　　　　はい　いいえ
>
> と質問するのを簡略化しただけです。よって、各項目について「選択されたか否か」を確認する必要があるのです。こうした作業によって項目を「はいorいいえ」に該当する数字を置き換えることを「ダミー変数化」といいます。

③順位回答形式

　順位回答形式とは、あらかじめ与えられた項目に対し、回答者が順位付けを行う形式のことをいいます。

<長所>
・項目に対する関心度や価値観が把握できる。
・集計・分析が簡単。

<短所>
・順位付けする項目が多すぎると答えてもらえない。

●順位回答方式の例

順位回答方式には、完全順位付けと部分順位付けがあります。

●完全順位付け

与えられた項目全てに対して順位をつける回答方式。

●部分順位付け

与えられた項目の一部に順位をつける回答方式。たとえば、「全項目のうち上位4つに順位をつけよ」という場合は部分順位付け。

> 問7　あなたはふだんから心身の健康維持を保つために気をつけていることはありますか？
> 気をつけている順に4番まで順位を回答欄に記入して下さい。（順位を4つ）
> 　　　　　　　　　　　　　　　　　……順位回答－部分順序付け
> 　1. 栄養バランスに気をつけて食事をしている。　　　（　　　）
> 　2. 規則的な生活を心がけている。　　　　　　　　　（　　　）
> 　3. 体操・歩行などを定期的に行っている。　　　　　（　　　）
> 　4. できることは自分でやり体を動かすようにしている。（　　　）
> 　5. 定期的に健康診断をうけている。　　　　　　　　（　　　）
> 　6. かかりつけの医師に定期的に見てもらっている。　（　　　）
> 　7. 休養や睡眠を十分にとっている。　　　　　　　　（　　　）
> 　8. 人と会って話す機会を持つようにしている。　　　（　　　）

　問7は順位回答方式の部分順位付けです。部分順位付けの場合、複数回答と同じように全ての項目について"選択されたのか、いないのか"をチェック・再集計（ダミー変数化）を行ってから、データを入力・解析します。

　なお、完全順位付けの場合は、全ての項目に順位が与えられているため、その数値を入力すればOKです。

コラム　標本の抽出ってなんだ？

　本書ではほとんど使用していませんが、統計では"母集団"や"標本"という言葉が使われることがあります。この言葉は、どういう意味なのでしょうか。

　標本とはサンプルとも呼ばれ、ある限られた範囲で行われるアンケート調査の対象のことを指します。たとえば、病院や病棟などで行うアンケート調査の対象は"標本"です。入院生活の満足度調査であれば調査対象の標本は「患者」となり、職務満足度調査であれば調査対象の標本は「職員」になります。

　これが病院や病棟といった限られた範囲ではなく、日本全体だったとしたらどうでしょうか。たとえば、日本全体における患者の入院生活満足度調査であったり、日本全体における病院職員の職務満足度調査、といった具合です。こうした"日本全体の患者"や"日本全体の病院職員"といった根本的な調査対象のことを**母集団**といいます。

　この母集団を対象に調査研究が実施できれば、データの集計・分析の結果は完璧なものになり、その結果は一般化できます。しかし、ある一施設で日本全体を対象とする調査をすることは、時間や費用の面で無理があり、事実上不可能です。よって、標本を調査することで、「母集団がどのようになっているのか」ということを推定することになります。

　こうした推定をする場合、注意点が1つあります。それは「標本とする人々が母集団の特徴を代表しているのか？」ということです。調査する側がヘンな意識を働かせて、作為的に標本を選んでしまうと、調査の意味がなくなってしまいます。そうした問題を回避するために行われるのが、次に挙げる標本抽出方法です。こうした方法で抽出された標本のことを**無作為標本**、あるいは**ランダム・サンプル**といいます。

● **単純無作為抽出法**
N個から成る有限母集団からn個の標本を無作為に抽出する方法。
　手順1. 母集団の構成要素の全てに通し番号をつける
　手順2. N個の番号からn個の番号を無作為に選択
　手順3. 抽出番号にあたる標本を実際に調査する

● **系統抽出法**
ランダムに選んだ番号から一定の間隔で抽出する方法。
　手順1. 母集団の全構成要素に通し番号をつける
　手順2. 初めの1つの標本だけは乱数表などでランダムに選択
　手順3. それ以降の標本は、この数字から始めて一定間隔で抽出して調査する

● **多段抽出法**
まず市町村単位をランダムに選択し、そこから抽出する方法。
　手順1. 市町村を単位として無作為に選択する
　手順2. 選ばれた市町村の中で、単純無作為抽出や系統抽出によって標本を抽出・調査する

● **層別抽出法**
母集団をある基準にそっていくつかの層（小集団）に分け、各層ごとに単純無作為抽出や系統抽出を行っていく方法。
　手順1. ある集団を基準にそって等質のグループに分割する
　　　　（例）職務内容で［看護師］［保健師］［助産師］など
　手順2. 等質なグループの中から単純無作為抽出や系統抽出によって標本を抽出・調査する

なお、各施設での調査は、一定期間の患者や職員を対象にして実施されることが普通なため、「対象者が無作為に抽出された標本である」という保証がありません。したがって、集計・分析した結果を、日本全体の患者や職員に適用して考えることはできません。これはどういうことかというと、「こういう結果が出たから世間一般はこうだ」というような一般化はできない、ということです。

　この点がアンケート調査の限界となるのですが、自施設のサービス向上や問題解決などの情報としては非常に有効です。大いに活用してみて下さい。

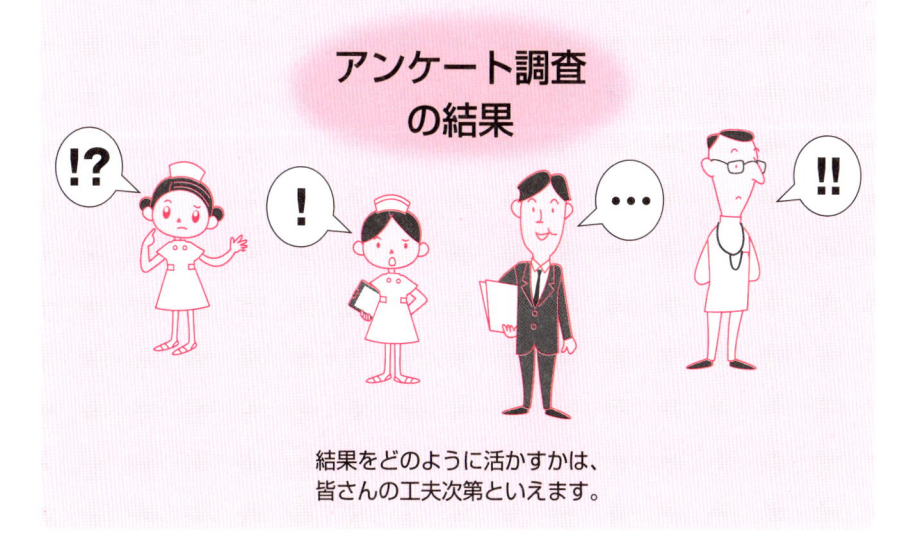

アンケート調査の結果

結果をどのように活かすかは、皆さんの工夫次第といえます。

第3章

アンケートデータの入力と集計

アンケート調査によって、現場の声をデータとして拾うことができました。次の作業は『エクセル』へのデータ入力と集計です。
データの集計って聞くとなんだか難しそうですが、大丈夫です。手順さえ間違えなければ、自動的に集計してくれます。
その手順が難しいって？ それは本章を読めばカンペキです。

3-1 アンケートデータの入力

統計分析を行うための大切な作業

1 エクセルにデータを入力しよう

●データ入力になぜエクセルを使うのか？

　アンケートの結果は、データとしてエクセルなどに入力していくことになります。本書では、データを入力するソフトとして『エクセル』を使用します。

　エクセルは、本格的な統計処理を行うことにはあまり向いていません。しかし、SPSSといった統計処理専門ソフトには、エクセルのデータを読み込む方法が用意されています。よって、仮に「この統計処理はエクセルではできないかも……」と思われるデータも、ひとまずエクセルに入力しておけば、二度手間になることは少ないのです。

　エクセルにデータを入力し、基本的な集計・グラフ化を行い、その後に必要に応じて統計処理ソフトで検定などの分析を行うのが、スマートな方法といえます。

●未記入の項目はどうすればよいのか？

　第2章のアンケートでは、回答者全員が全ての項目についてきちんと答えてくれていました。しかし、調査によっては、ある回答者はまったく答えてくれなった、もしくは、答えてくれたけれども一部の項目が未回答（もしくは判別不能）だった、ということが出てきます。まったく回答がない場合はデータ未回収として処理をすればいいのですが、一部が未回答

なものについては、回答があった項目をデータとして利用することができます。この場合、"回答があった項目"と"回答がなかった項目"を区別するために、回答がなかった項目を**欠損値**として処理を行います。

では、エクセルにデータを入力するときに欠損値をどうすればいいのかというと、**空欄のままにしておけばOK**です。これは、統計処理ソフトによって欠損値の扱いが異なるからです。データを分析することになった段階で、使用する統計処理ソフトのマニュアルを参照しながら、欠損値の処理を行って下さい。

2 通し番号を振る

●No.の入力はとても大切

では、アンケート調査で収集された結果のデータ入力手順を、具体的にみていきましょう。

最初に行うことは、**入力するアンケート調査用紙に通し番号（No.）を**つけることです。下の図では、一番左に「No.」という項目が設けられ、1～60までの番号が振られています。これは、回収した解答用紙が60枚あり、それぞれに番号をつけたものです。これが通し番号に該当します。

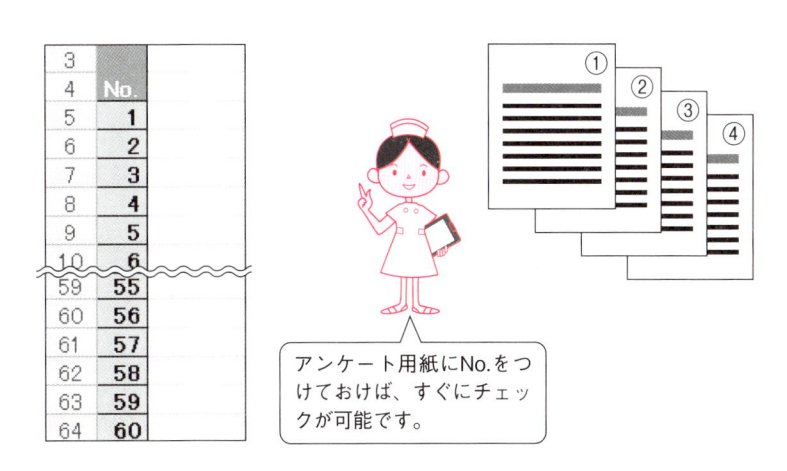

アンケート用紙にNo.をつけておけば、すぐにチェックが可能です。

なぜ、あらかじめ通し番号を振るのかというと、アンケート用紙まで入力したのかを、すぐに把握することができるからです。また番号があれば、データ入力後に、アンケート用紙番号と入力番号の内容が間違っていないかどうかを、簡単にチェックすることもできます。ここをおろそかにすると、後で泣きを見ることになりかねませんので、しっかり通し番号をつけていくことが大切です。

　なお、通し番号にはNo.の代わりにID（Identification）と入力することもありますが、どちらも同じ目的で設定する項目です。

3 自由回答形式──数値データの入力

●年齢、身長、体重などはそのまま入力

　自由回答形式の質問の場合、回答者からストレートに数値データをもらえます。そうした数値データは、数字をそのまま入力すればOKです。年齢、身長、体重といった項目が、それに該当します。

■問2　あなたの年齢をお答え下さい。（　　）歳

■問3　あなたの身長をお答え下さい。（　　）センチメートル
　　　　　　　　　　　　　　　　　　　　　　　　例）165.8

■問4　現在の体重をお答え下さい。（　　）キログラム　例）60.4

	No.	問2 年齢	問3 身長	問4 体重
3				
4	No.			
5	1	52	162.0	62.0
6	2	53	163.0	66.0
7	3	54	164.0	64.0
8	4	55	165.0	65.0
9	5	58	165.5	66.0
10	6	56	166.0	66.0
59	55	58	169.4	62.5
60	56	73	170.0	63.0
61	57	59	170.4	63.4
62	58	74	171.0	63.9
63	59	60	171.4	64.3
64	60	75	172.0	64.8

ポイント

自由回答形式の数値データは、そのまま入力する

4 単一回答データの入力

●選択肢をコーディングしよう

　単一回答は、選択された項目を入力すればOKです。回答が数字に置き換わっていない場合は、回答を数字に置き換えて入力します。たとえば、

男　　女

という選択肢があって回答者に○をつけてもらう場合は、

1：男　　2：女

といった具合に、選択肢を数字に変えてしまいます。この作業をコーディ

ングといいます。

　本書で使用しているアンケート調査表ではすでにコーディングが済んでいますので、選択された番号を入力していきます。

■問1　性別をお聞きします。
1：男　　2：女

No.	問1 性別
1	1
2	1
3	1
4	1
5	1
6	1
〜	〜
56	2
57	2
58	2
59	2
60	2

ポイント
単一回答は、選択肢の番号をそのまま入力すればOK。選択肢に番号がない場合は、番号を振ってコーディングしてから入力しよう。

5 複数回答データの入力

●ダミー変数化を行おう

　複数回答データは、単一回答データと違って、選択された回答をそのまま入力するわけにはいきません。なぜなら、**複数回答は単一回答を繰り返し行うことを省略した回答方式**だからです。したがって、各選択肢について「選択されたか否か」を確認しながら数値に置き換える――ダミー変数

化を行わなければなりません。

少々わかりにくいので、ダミー変数化の例をみていきましょう。

■問6　現在行っている運動に○をつけて下さい。（○はいくつでも）
1：通勤、通学や買い物などでよく歩くようにしている
2：スポーツ施設に通っている
3：ジョギングやウォーキングをしている
4：体操などを自宅で行っている
5：早朝ゲートボールなどを行っている
6：地域のサークル活動などに参加している
7：その他（　　　　　）

このような質問形式の場合は、全ての選択肢について

0：選択なし　　1：選択あり

の2つの数字にダミー変数化していきます。具体的には、以下のようなかたちで処理をします。

1：通勤、通学や買い物などでよく歩くようにしている
　　　　　　　　　　　　　　　　0：選択なし　1：選択あり
2：スポーツ施設に通っている　　　0：選択なし　1：選択あり
3：ジョギングやウォーキングをしている
　　　　　　　　　　　　　　　　0：選択なし　1：選択あり
4：体操などを自宅で行っている　　0：選択なし　1：選択あり
5：早朝ゲートボールなどを行っている　0：選択なし　1：選択あり
6：地域のサークル活動などに参加している
　　　　　　　　　　　　　　　　0：選択なし　1：選択あり
7：その他（　　　　　）

回答者が○をつけた選択肢は「1」、○がついていない選択肢は「0」として入力します。No.1の場合、選択肢1と5に○がついていたので、選択肢1と5を「1」と入力し、その他の選択肢を「0」と入力します。他の方の回答も同様に処理をしていけばOKです。

No.	問6/1 よく歩く	問6/2 施設に通っている	問6/3 ジョギングやウォーキング	問6/4 自宅で行っている	問6/5 早朝ゲートボール	問6/6 活動などに参加している	問6/7 その他
1	1	0	0	0	1	0	
2	0	0	0	0	1	1	
3	1	0	1	0	1	0	
4	1	0	1	0	0	0	
5	0	0	1	0	0	0	
6	1	1	1	0	0	0	
55	1	0	1	0	1	0	
56	0	0	0	1	0	0	
57	0	0	0	0	0	0	
58	1	1	1	1	0	0	
59	0	0	0	0	0	0	
60	1	0	1	0	0	0	

　なお、「7：その他」については、言葉のデータとして別に集計する必要があるので、ひとまず記述内容をそのまま入力しておきます。そしてデータ入力後に、内容が似たものごとにグループ化し、コード番号を割り振ってその番号を入力します。この作業のことをアフターコーディングといいますが、言葉のデータにはこうした処理が必要なことを心に留めておいて下さい。

ポイント
複数回答は、ダミー変数化してから入力。
0：選択なし　　1：選択あり
といった感じで、各選択肢を数値化しよう。

■問8　ご自身の健康について何から情報を得ていますか？　○を付けて下さい。（○は2つ）
1：テレビ
2：ラジオ
3：新聞
4：雑誌
5：インターネット
6：その他（　　　　　）

問8も、問6と同じようにダミー変数化して入力していけばOKです。ただし、問8は問6とは違い、回答者は6つの選択肢の中から2つしか選ぶことができません。よって、集計結果を読み取る際には、そのことを考慮する必要があります。

No.	問8/1 テレビ	問8/2 ラジオ	問8/3 新聞	問8/4 雑誌	問8/5 インターネット	問8/6 その他
1	1	1	1	0	0	
2	0	0	1	1	1	
3	0	0	1	1	1	
4	1	1	1	0	0	
5	1	1	0	0	1	
6	0	0	1	1	1	
55	1	1	1	0	0	
56	0	0	1	1	1	
57	1	1	1	0	0	
58	0	0	1	1	1	
59	1	1	1	0	0	
60	1	1	1	0	0	

6 順位回答データの入力

●順位をそのまま入力

順位回答データの場合は、記入された順位をそのまま入力していきます。

「その他」の入力については、言葉のデータとして別に集計する必要があるため、記述内容をそのまま入力しておきます。その後、内容の似たものをグループ化して、コード番号をつけて入力（アフターコーディング）することになります。

■問7　あなたはふだんから心身の健康維持を保つために気をつけていることはありますか？　気をつけている順に4番までの順位を回答欄に記入して下さい。（順位を4つ）

1：栄養バランスに気をつけて食事をしている　　　　　（　　　）
2：規則的な生活を心がけている　　　　　　　　　　　（　　　）
3：体操・歩行などを定期的に行っている　　　　　　　（　　　）
4：できることは自分でやり、体を動かすようにしている（　　　）
5：定期的に健康診断を受けている　　　　　　　　　　（　　　）
6：かかりつけの医師に定期的に見てもらっている　　　（　　　）
7：休養や睡眠を十分にとっている　　　　　　　　　　（　　　）
8：人と会って話す機会を持つようにしている　　　　　（　　　）
9：その他（　　　　　　）　　　　　　　　　　　　　（　　　）

No.	問7/1 栄養バランスに気をつけて食事をしている	問7/2 規則的な生活を心がけている	問7/3 体操・歩行などを定期的に行っている	問7/4 できることは自分でやり体を動かすようにしている	問7/5 定期的に健康診断をうけている	問7/6 かかりつけの医師に定期的に見てもらっている	問7/7 休養や睡眠を十分にとっている	問7/8 人と会って話す機会を持つようにしている
1	1	2	3	4				
2		1	2	3	4			
3			1	2	3	4		
4				1	2	3	4	
5					1	2	3	4
6	1	2	3	4				
55					1	2	3	4
56	1	2	3	4				
57		1	2	3	4			
58			1	2	3	4		
59				1	2	3	4	
60					1	2	3	4

ポイント
順位回答は、順位の数字をそのまま入力する。

7 自由回答形式――文字データの入力

●文字の回答はアフターコーディング

　自由記載の場合、言葉のデータとして別に集計する必要があるので、ひとまず記述内容をそのまま入力します。入力後、記述内容が似ているものをグループ化して、コード番号をつけて再入力します。

ポイント
自由に記載してもらった文字データは、ひとまずそのまま入力。その後、記述内容が似ているものをグループ化して、コード番号をつけて再入力（アフターコーディング）することで、データ化すればOK。

アンケート調査実施後のデータ入力例

ここまでの説明において、入力したデータは誌面の都合上省略してきました。実際に全てのデータを入力すると、以下のような感じになります。

No	問1 性別	問2 年齢	問3 身長	問4 体重	問5 現在の体重	問6/1 よく歩く	問6/2 施設に通っている	問6/3 ジョギングやウォーキング	問6/4 自宅で行っている	問6/5 早朝ゲートボール	問6/6 活動などに参加している	問6/7 その他	問7/1 栄養バランスに気をつけて食事をしている	問7/2 規則的な生活を心がけている	問7/3 体操・歩行などを定期的に行っている
1	1	52	162.0	62.0	2	1	0	0	1	0	0		1	2	3
2	1	53	163.0	66.0	3	0	0	0	1	0	1			1	2
3	1	54	164.0	64.0	2	1	0	1	1	0	0				1
4	1	55	165.0	65.0	2	1	0	1	0	0	0				
5	1	58	165.5	66.0	2	0	0	1	0	0	0				
6	1	56	166.0	66.0	2	1	1	0	0	0	0		1	2	3
7	1	57	167.0	67.0	2	1	0	1	0	1	0			1	2
8	1	58	168.0	78.0	1	0	0	0	0	0	0				1
9	1	59	169.0	79.0	1	0	0	0	0	1	0				
10	1	60	170.0	70.0	2	1	0	1	0	0	0				
11	1	73	170.0	74.0	1	0	0	1	0	0	0		1	2	3
12	1	61	171.0	71.0	2	1	0	1	0	0	1			1	2
13	1	74	171.0	71.0	2	1	0	1	0	0	0				1
14	1	62	172.0	72.0	2	1	0	1	0	0	0				
15	1	75	172.0	74.0	2	0	0	0	0	0	0				
16	1	63	173.0	76.0	3	0	1	0	0	0	0		1	2	3
17	1	76	173.0	73.0	2	1	0	1	1	0	0			1	2
18	1	64	174.0	78.0	1	0	0	1	0	1	0				1
19	1	77	174.0	74.0	2	1	0	1	0	0	0				
20	1	65	175.0	78.0	3	0	0	0	0	0	1				
21	1	78	175.0	75.0	2	1	0	1	0	0	0		1	2	3
22	1	51	175.5	78.8	3	0	1	0	0	0	0			1	2
23	1	66	176.0	76.0	2	1	0	1	0	1	0				1
24	1	72	176.3	72.0	3	1	1	0	0	1	0				
25	1	67	177.0	82.0	1	0	1	0	0	0	0				
26	1	68	178.0	78.0	2	1	0	1	0	0	0		1	2	3
27	1	69	179.0	85.0	1	0	0	1	0	0	0			1	2
28	1	70	180.0	90.0	1	0	1	0	0	0	0				1
29	1	71	181.0	81.0	2	1	0	1	0	1	0				
30	1	72	182.0	82.0	2	1	0	1	0	0	0				
31	2	61	158.0	52.2	3	1	0	1	0	1	0		1	2	3
32	2	47	158.4	53.0	3	1	0	1	1	0	1			1	2
33	2	62	159.0	53.1	3	1	0	1	0	1	0				1
34	2	48	159.4	53.5	3	0	1	0	0	1	0				
35	2	63	160.0	54.0	3	0	0	0	0	0	0				
36	2	49	160.4	54.4	3	0	0	0	0	0	0		1	2	3
37	2	64	161.0	54.9	3	1	0	1	0	1	0			1	2
38	2	50	161.4	55.3	3	0	0	1	0	0	0				1
39	2	65	162.0	55.8	3	0	1	0	0	0	0				
40	2	51	162.4	56.2	3	1	0	1	1	1	0				
41	2	46	163.0	58.0	3	1	0	1	1	0	1		1	2	3
42	2	66	163.0	56.7	3	0	0	0	0	0	0			1	2
43	2	52	163.4	57.1	3	0	0	0	1	0	0				1
44	2	67	164.0	57.6	3	1	0	1	0	1	0				
45	2	53	164.4	58.0	3	1	0	1	0	0	0				
46	2	68	165.0	58.5	3	1	1	0	0	0	0		1	2	3
47	2	54	165.4	58.9	3	1	0	1	0	0	1			1	2
48	2	69	166.0	59.4	3	0	0	0	0	0	0				1
49	2	55	166.4	59.8	3	0	0	1	0	0	0				
50	2	70	167.0	60.3	3	0	0	0	0	1	0				
51	2	56	167.4	60.7	3	1	1	0	0	0	0		1	2	3
52	2	71	168.0	61.2	3	1	0	1	1	1	1				
53	2	57	168.4	61.6	3	0	0	0	0	1	0				1
54	2	72	169.0	62.1	3	1	0	1	0	0	0				
55	2	58	169.4	62.5	3	1	0	1	0	0	0				
56	2	73	170.0	63.0	3	0	0	0	0	0	0		1	2	3
57	2	59	170.4	63.4	3	0	0	0	0	0	0			1	2
58	2	74	171.0	63.9	3	1	1	1	0	0	0				1
59	2	60	171.4	64.3	3	0	0	0	0	0	0				
60	2	75	172.0	64.8	3	1	0	0	1	0	0				

3-1 アンケートデータの入力

問7/4	問7/5	問7/6	問7/7	問7/8	問7/9	問8/1	問8/2	問8/3	問8/4	問8/5	問8/6	問9	問9-1	問10	問11
できることは自分でやり体を動かすようにしている	定期的に健康診断をうけている	かかりつけの医師に定期的に見てもらっている	休養や睡眠を十分にとっている	人と会って話す機会を持つようにしている	その他	テレビ	ラジオ	新聞	雑誌	インターネット	その他	パンフレットの有無	持っている方	健康状態	自由記載の件数
4						1	1	1	0	0		2		1	
3	4					0	0	1	1	1		1	4	4	5
2	3	4				0	0	1	1	1		1	4	4	
1	2	3	4			1	1	1	0	0		2	3	5	
	1	2	3	4		1	1	0	0	1		1	3	5	
4						0	0	1	1	1		3		3	
3	4					0	0	1	1	1		4		1	
2	3	4				1	1	1	0	0		1	4	5	
1	2	3	4			0	0	1	1	0		1	4	4	
	1	2	3	4		0	0	1	1	1		3		2	
4						1	1	1	0	0		1	2	1	
3	4					0	0	1	1	1		4		3	
2	3	4				1	0	1	0	1		1	4	5	
1	2	3	4			1	1	1	0	0		1	4	4	
	1	2	3	4		1	1	1	0	0		1	2	1	
4						1	1	1	0	0		2		1	
3	4					1	1	1	0	0		4		2	
2	3	4				1	1	1	0	0		1	4	5	
1	2	3	4			1	1	1	0	0		1	3	3	
	1	2	3	4		1	1	1	0	0		2		3	
4						1	1	1	0	0		1	3	4	
3	4					0	1	1	1	0		3		1	
2	3	4				1	0	1	1	0		1	3	2	
1	2	3	4			1	0	1	0	1		1	4	3	
	1	2	3	4		1	1	1	0	0		1	4	3	
4						1	1	1	0	0		1	4	4	
3	4					1	1	0	0	1		1	4	5	
2	3	4				1	1	0	0	1		2		2	
1	2	3	4			0	1	1	1	0		1	4	3	
	1	2	3	4		1	1	1	0	0		1	4	5	
4						1	1	1	0	0		1	4	5	
3	4					1	0	1	0	1		1	4	5	
2	3	4				0	1	1	1	0		1	3	5	
1	2	3	4			1	1	0	0	1		1	2	2	
	1	2	3	4		1	1	1	0	0		1	1	2	
4						1	1	1	0	0		2		3	
3	4					0	0	1	1	1		3		1	
2	3	4				1	1	1	0	0		4		2	
1	2	3	4			1	1	1	0	0		1	4	5	
	1	2	3	4		0	0	1	1	1		1	4	5	
4						0	0	1	1	1		1	3	5	
3	4					0	0	1	1	1		1	4	4	
2	3	4				1	1	1	0	0		1	3	3	
1	2	3	4			0	0	1	1	1		1	2	3	
	1	2	3	4		1	1	1	0	0		1	4	5	
4						0	1	1	1	0		2		3	
3	4					1	1	1	0	0		2		1	
2	3	4				1	1	1	0	0		3		2	
1	2	3	4			1	1	1	0	0		4		3	
	1	2	3	4		0	0	1	1	1		1	4	4	
4						1	1	1	0	0		1	4	4	
3	4					1	1	1	0	0		1	3	5	
2	3	4				1	1	1	0	0		1	3	5	
1	2	3	4			1	1	1	0	0		3		1	
	1	2	3	4		1	1	1	0	0		4		2	
4						0	0	1	1	1		1	2	4	
3	4					1	1	1	0	0		1	4	5	
2	3	4				0	0	1	1	1		1	4	5	
1	2	3	4			1	1	1	0	0		1	3	5	
	1	2	3	4		1	1	1	0	0		1	3	4	

3-2 入力データの集計

分析のための重要なステップ

1 「量的データ」と「質的データ」の確認

　ここまで、アンケート調査票で得られたデータを入力してきました。第3章では、入力したデータを集計する方法についてみていきます。
　集計には、エクセルに付属している分析ツールを使用すると効率よく作業を進めることができます。このツールは非常に便利ではあるのですが、注意すべき点があります。それは、**データの種類によって集計の処理が異なる**ということです。
　第1章で説明したとおり、データには大きく分けて2つの種類があります。

> **量的データ**……数値のデータ。定量的データともいう。
> **質的データ**……言葉のデータ。定性的データ、カテゴリーデータともいう。

　エクセルの分析ツールで使用できる統計分析の手法は、量的データを処理する手法が中心です。量的データ用のツールでは、アンケートで収集した質的なデータを処理できませんので、データの種類とツールの適用には注意が必要です。集計を行う際には、そのデータが「量的データなのか？質的データなのか？」を確認しておきましょう。

■「量的データ」と「質的データ」の見分け方
●量的データ

　文字通り"量的な質問"から得られるデータのことで、加減乗除（+、−、×、÷）できてその結果に意味があるもののことです。たとえば、

$$
\begin{array}{ll}
\text{Aさん} & \text{15歳} \\
\text{Bさん} & \text{22歳} \\
\text{Cさん} & \text{35歳}
\end{array}
$$

という年齢データの場合、加減乗除して得られる平均年齢（15+22+35）/3 = 24歳には意味があります。身長や体重などの数値もこういったことできるため、量的データです。

●質的データ

　一方の質的データは、たとえ数字で表されていたとしても、加減乗除（+、−、×、÷）することに意味がないものを指す、と認識しておきましょう。たとえば、

$$
\begin{array}{ll}
\text{Aさん} & \text{1：男} \\
\text{Bさん} & \text{2：女} \\
\text{Cさん} & \text{2：女}
\end{array}
$$

という性別データの場合、それぞれのデータを加減乗除してもまったく意味がありません。「(1+2+1)/3 = 1.67 という平均から、三人の平均性別はやや女性寄り」などといいません。こういったデータは、全て質的データになります。

2 分析ツールの準備

エクセルで量的データの集計をするときは、あらかじめエクセルの機能の1つである「分析ツール」を立ち上げておく必要があります。以下の操作にしたがって、エクセルで分析ツールを使用する準備をしておきましょう。

■エクセル2003以前のバージョンの場合

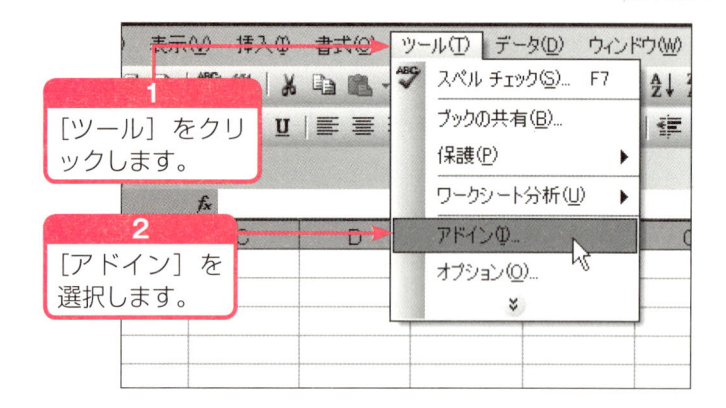

1 [ツール]をクリックします。

2 [アドイン]を選択します。

[アドイン]のダイアログボックスが表示されます。

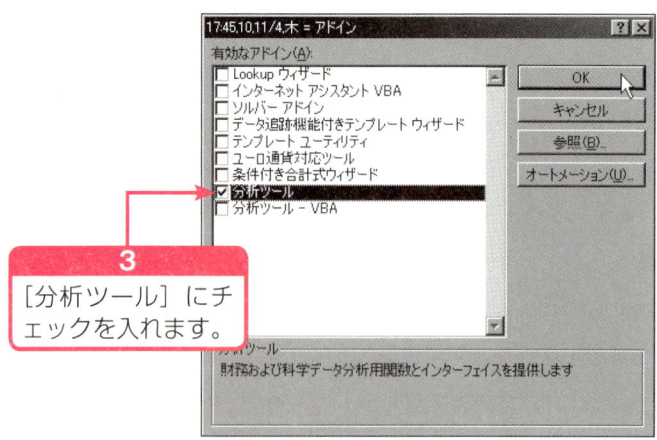

3 [分析ツール]にチェックを入れます。

※「分析ツールが現在コンピュータにインストールされていない」といった内容の表示が出た場合は、オフィスやエクセルのCD-ROMをセットして、そこから参照すればOKです。

3-2 入力データの集計

4
[ツール]内に[分析ツール]が表示される。

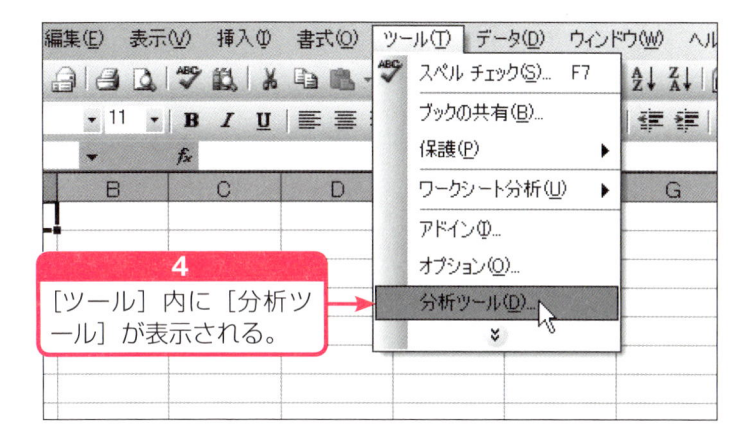

これで分析ツールが利用できるようになります。

■エクセル2007の場合

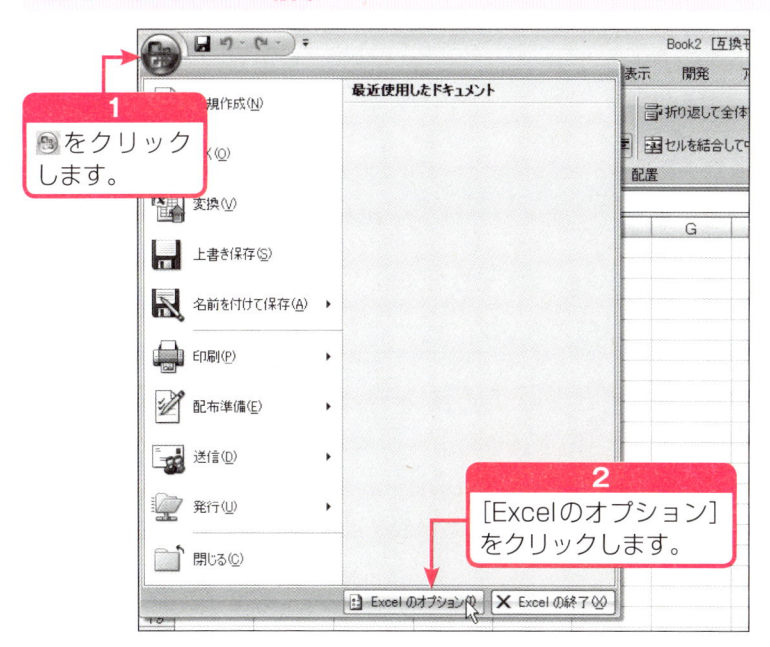

1
をクリックします。

2
[Excelのオプション]をクリックします。

[Excel のオプション] のダイアログボックスが表示されます。

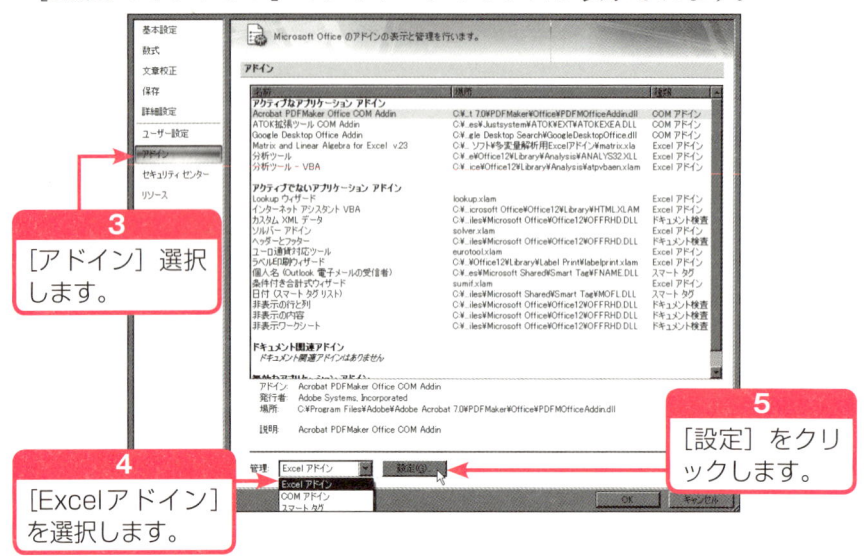

3 [アドイン] 選択します。

4 [Excel アドイン] を選択します。

5 [設定] をクリックします。

[アドイン] のダイアログボックスが表示されます。

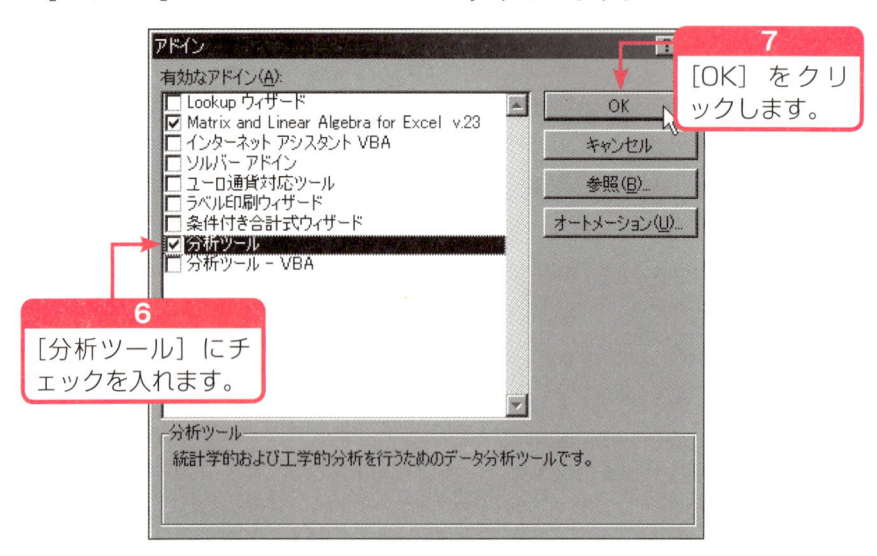

6 [分析ツール] にチェックを入れます。

7 [OK] をクリックします。

※「分析ツールが現在コンピュータにインストールされていない」といった内容の表示が出た場合は、オフィスやエクセルのCD-ROMをセットして、そこから参照すればOKです。
※[有効なアドイン] ボックスの一覧に[分析ツール]が表示されない場合は、[参照]をクリックしてアドインファイルを見つけます。

> 8
> [データ] のタブに [データ分析] が表示されます。

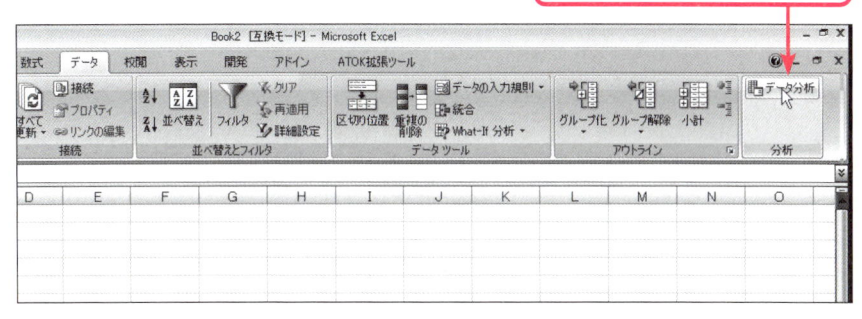

なお、ここから先の説明は、全て『エクセル2007』で行っていきます。

3 量的データの集計

サンプルのアンケート調査票の中で、量的データに該当するのはどれでしょうか？ 以下の3つです。

●問2 あなたの年齢をお答えください。（　　）歳

●問3 あなたの身長をお答えください。
　　　　　　　　　　　　　　（　　．　　）センチメートル

●問4 現在の体重をお答えください。（　　．　　）キログラム

では、量的データの集計方法をみていきます。エクセルには、主立った統計指標（基本統計量）を一気に計算してくれる機能があります。この操作方法をみながら、基本統計量について学んでみましょう。

■データ分析による集計

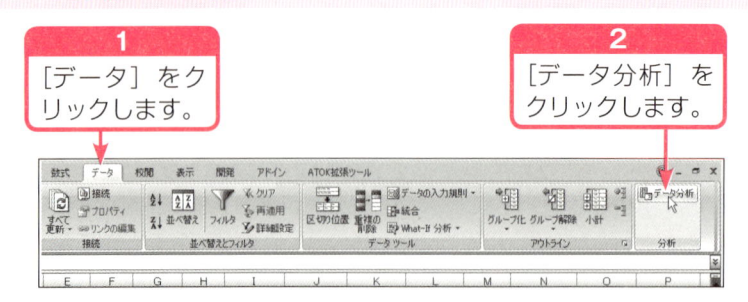

1 [データ] をクリックします。

2 [データ分析] をクリックします。

[データ分析] のダイアログボックスが表示されます。

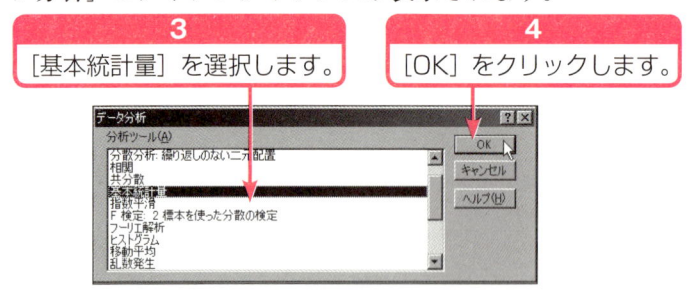

3 [基本統計量] を選択します。

4 [OK] をクリックします。

[基本統計量] のダイアログボックスが表示されます。

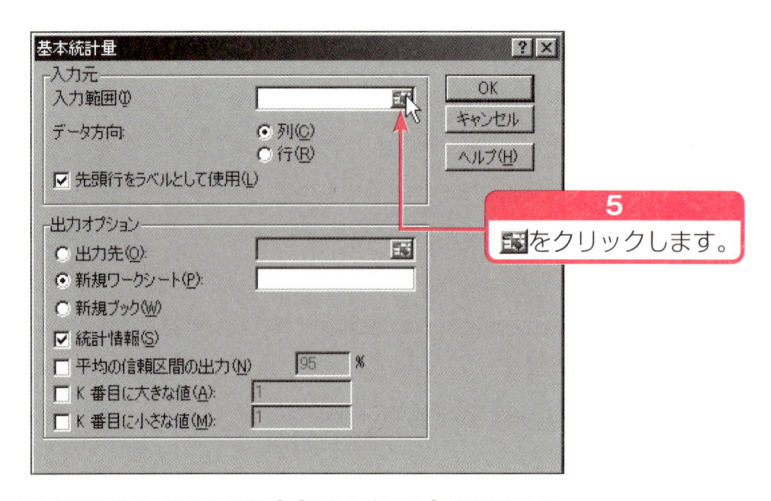

5 をクリックします。

※必要に応じて [先頭行をラベルとして使用] [出力オプション] を設定します。

3-2 入力データの集計

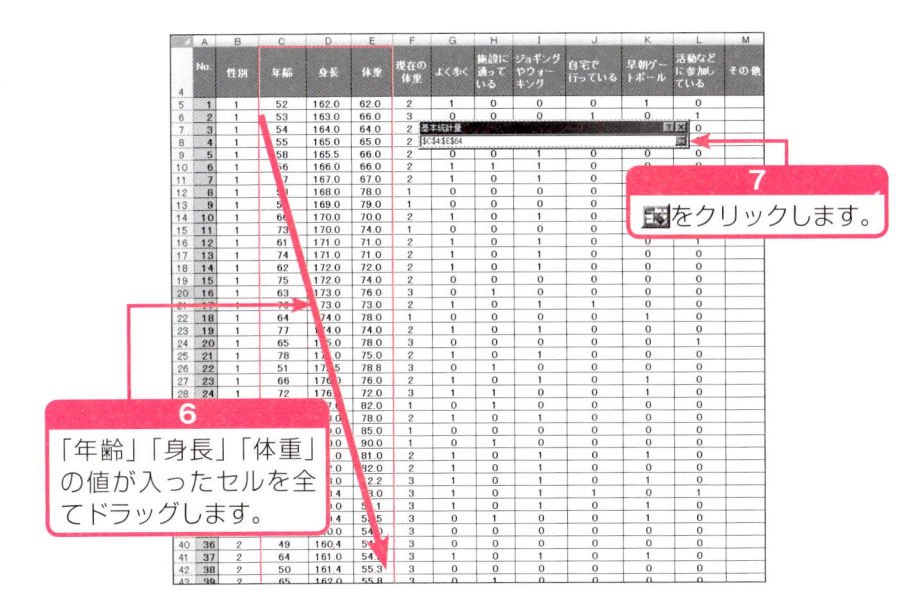

[スプレッドシート画像: アンケートデータの表]

⑥ 「年齢」「身長」「体重」の値が入ったセルを全てドラッグします。

⑦ ▣をクリックします。

すると、次のような基本統計量の結果が表示されます。

年齢		身長		体重	
平均	62.51666667	平均	168.515	平均	66.29133
標準誤差	1.117020772	標準誤差	0.781588362	標準誤差	1.232041
中央値(メジアン)	62.5	中央値(メジアン)	168.2	中央値(メジアン)	64.13
最頻値(モード)	58	最頻値(モード)	163	最頻値(モード)	78
標準偏差	8.652405694	標準偏差	6.054157417	標準偏差	9.543347
分散	74.86412429	分散	36.65282203	分散	91.07546
尖度	-1.068884717	尖度	-0.652498805	尖度	-0.79701
歪度	-0.053963303	歪度	0.269672985	歪度	0.444016
範囲	32	範囲	24	範囲	37.8
最小	46	最小	158	最小	52.2
最大	78	最大	182	最大	90
合計	3751	合計	10110.9	合計	3977.48
標本数	60	標本数	60	標本数	60

いろいろな指標と数字が出てきました。ちょっと頭がクラクラしそうですが、重要な指標にだけ着目すれば大丈夫です。この結果の中で特に重要なものは以下の指標です。

●平均

誰もが知っている平均。この平均は、相加平均（単純平均）と呼ばれる

ものです。n個のデータを全て加えて、nで割って求められます。

エクセルでは統計関数AVERAGEで求めることができます。

このデータにおける平均体重は66.29kgでした。

●中央値（メジアン）

データを小さい順にならべたとき、ちょうど真ん中（中央）にある値です。データが偶数個あるときは、中央の2つの平均値が中央値となります。データが正規分布[*]の場合は、平均値＝中央値になります。

エクセルでは統計関数MEDIANで求めることができます。

このデータにおける体重の中央値は64.13kgでした。

●最頻値（モード）

データの中で最も頻度の多い数字のことです。

エクセルではMODE関数で求めることができます。

このデータの年齢で見ると、58歳の人が最も多かったといえます。

●標準偏差

データ全体のばらつきを表わす目安です。統計的な対象となる値がその平均からどれだけ広い範囲に分布しているかを計量したものです。データが正規分布の場合、標準偏差には以下の特性があります。

> 標準偏差×1±平均……全体の68.26％が含まれる
> 標準偏差×2±平均……全体の95.44％が含まれる
> 標準偏差×3±平均……全体の99.74％が含まれる

今回のデータの身長を例にとると、

（6.05×1）±168.51＝162.46〜174.56

＊　正規分布とは、△のような平均を中心とした左右対称な釣り鐘型をした分布のこと。

となり、全体の68.26％の人が身長162.46～174.56cmの間に収まることがわかります。

今回は、全てのデータを一括に処理しましたが、別々に処理することも可能です。たとえば、量的データの範囲を性別で［並べ替え］を行い、男または女のデータ範囲だけを設定すれば、男女別の平均年齢、平均身長、平均体重などを求めることができます。

4 質的データの集計

質的データは、まず**単純集計**というものを行います。単純集計は調査対象者の属性や収集したデータの特徴を概観するために行うもので、調査項目ごとに集計します。エクセルでは**ピボットテーブル**という機能を使用して単純集計を行い、件数（度数）と割合を求めることになります。ピボットテーブルとは、あらかじめエクセルに組み込まれている集計機能のことで、簡単な上にとても便利です。

サンプルのアンケート調査票の中で質的データに該当するのは、問1、5、6、7、8、9、9-1、10です。これらであれば、どれでもピボットテーブルの機能で集計することができます。

なお、アドインの『エクセル統計』がすでにエクセルに導入されている場合は、『エクセル統計』の機能を使って集計することも可能です（詳細は第5章を参照して下さい）。

●順位回答データ

問7のような、順位を4番目までつけてもらう順序データのために他の質問項目と同じように集計できません。そのために、ダミー変数化を行なって入力したデータを項目毎にピボットテーブルで集計し、その後に［コピー］［形式を選択して貼り付け］などを実行して、集計表を手動で作成する必要があります。

■ピボットテーブルによる単純集計

●問1　性別をお聞きします。　1：男　2：女

調査対象者の性別について人数と割合を求めてみましょう。

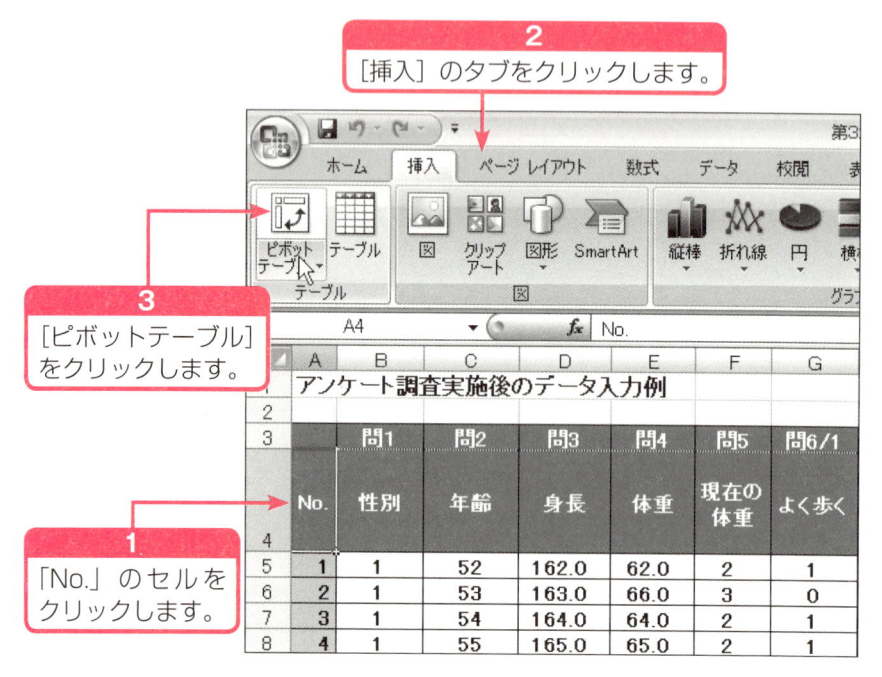

2 ［挿入］のタブをクリックします。

3 ［ピボットテーブル］をクリックします。

1 「No.」のセルをクリックします。

［ピボットテーブルの作成］のダイアログボックスが表示されます。

4 🔢をクリックします。

3-2 入力データの集計

	A	B	C	D	E	F	G	H	I	J	K	L
3		問1	問2	問3	問4	問5	問6/1	問6/2	問6/3	問6/4	問6/5	問6/6
4	No.	性別	年齢	身長	体重	現在の体重	よく歩く	施設に通っている	ジョギングやウォーキング	自宅で行っている	早朝ゲートボール	活動などに参加している
5	1	1	52	162.0	62.0	2	1	0	0	0	1	0
6	2	1	53	163.0	66.0	3	0	0	0	1	0	1
7	3	1	54	164.0	64.0	2	1	0	1	1	0	0
8	4	1	55	165.0	65.0	2	1	0	1	0	0	0
9	5	1	58	165.5								0
10	6	1	56	166.0								0
11	7	1	57	167.0							1	0
12	8	1	58	168.0	78.0	1	0	0	0	0	0	0
13	9	1	59	169.0	79.0	1	0	0	0	0	1	0
14	10	1	60	170.0	70.0	2	1	0	0	0	0	0
15	11	1	73	170.0	74.0	1	0	0				
16	12	1	61	171.0	71.0	2	1	0				
17	13	1					1	0	0	0	0	0
18	14	1					1	0	1	0	0	0
19	15	1					0	0	0	0	0	0
20	16						0	1	0	0	0	0
21	17						1	0	1	1	0	0
22	18	1					0	0	0	0	1	0
23	19	1					1	0	1	0	0	0
24	20	1	65	175.0	78.0	3	0	0	0	0	0	1
25	21	1	78	175.0	75.0	2	1	0	1	0	0	0
26	22	1	51	175.5	78.8	3	0	1	0	0	0	0
27	23	1	66	176.0	76.0	2	1	0	1	0	1	0
28	24	1	72	176.3	72.0	3	1	1	0	0	1	0
29	25	1	67	177.0	82.0	1	0	1	0	0	0	0
30	26	1	68	178.0	78.0	2	1	0	1	0	0	0

5 「No.」「性別」の値が入ったセルを全てドラッグします。

6 をクリックします。

［テーブル/範囲］にデータの範囲が表示されます。

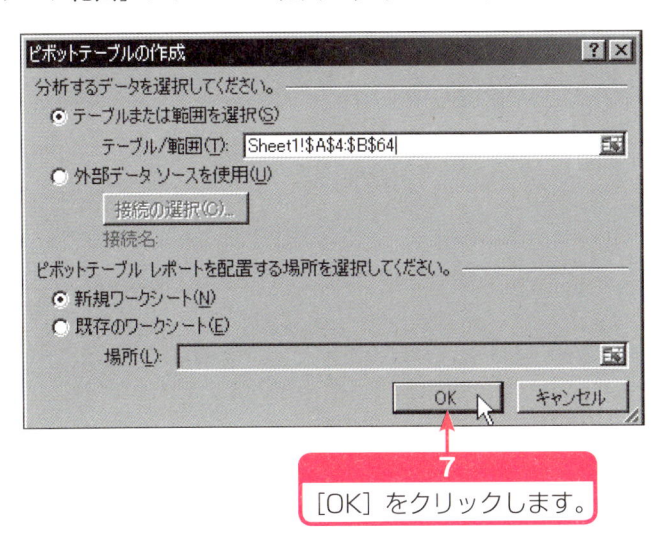

7 ［OK］をクリックします。

新しいシートが作成され、ピボットテーブルの枠組み、ピボットテーブルツールバー、ピボットテーブルのフィールドリストツールバーが表示されます。

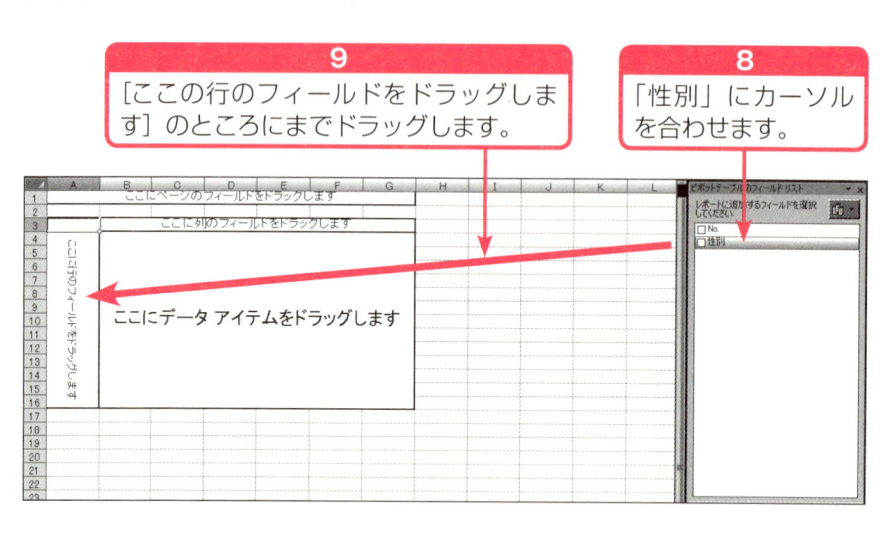

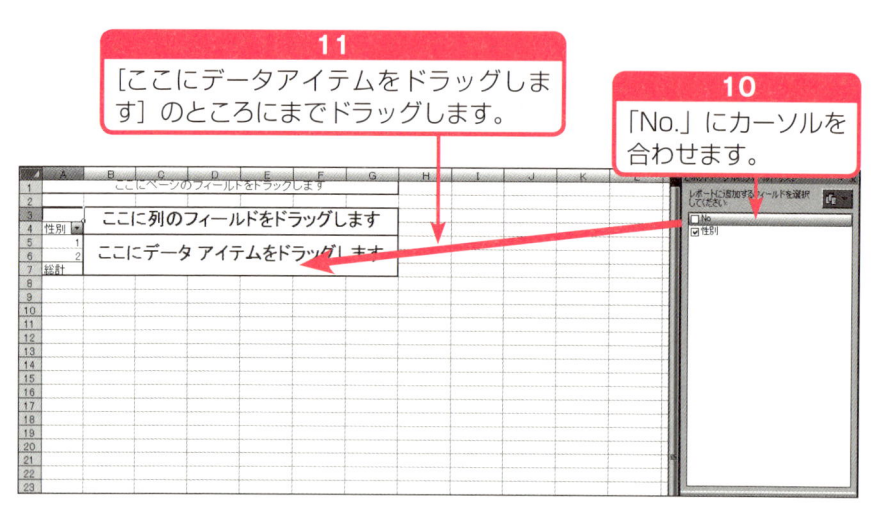

9
[ここの行のフィールドをドラッグします]のところにまでドラッグします。

8
「性別」にカーソルを合わせます。

11
[ここにデータアイテムをドラッグします]のところにまでドラッグします。

10
「No.」にカーソルを合わせます。

3-2 入力データの集計

すると、集計表が表示されます。しかし、現状では「No.」の値がそのまま合算されています。そこで、表示方法を変更します。

12
「合計／No.」のセルをクリックします。

	A	B	C	D
1	ここにページのフィールドをドラッグします			
2				
3	合計／No.			
4	性別 ▼	集計		
5	1	465		
6	2	1365		
7	総計	1830		
8				
9				
10				
11				
12				
13				

［値フィールド］のダイアログボックスが表示されます。

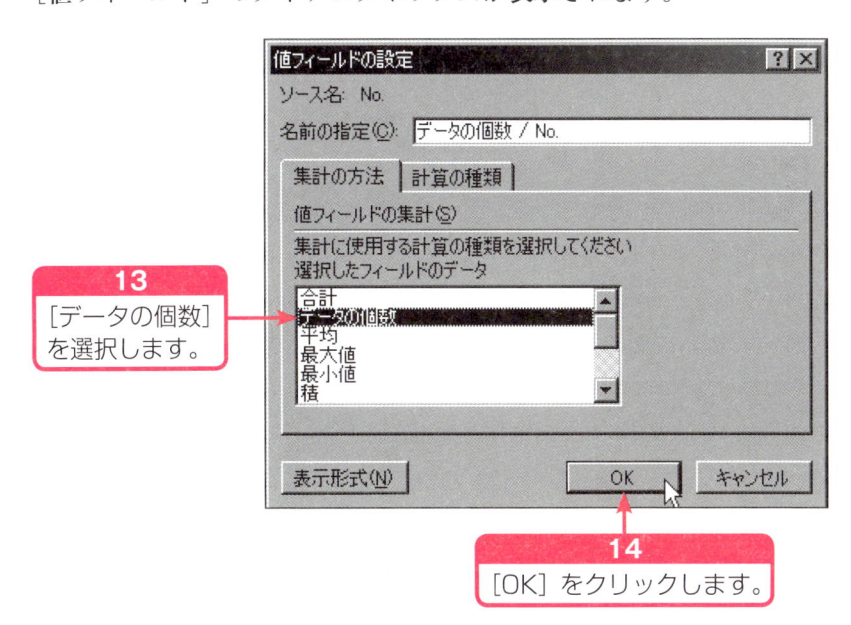

値フィールドの設定

ソース名: No.
名前の指定(C): データの個数／No.

集計の方法 ｜ 計算の種類

値フィールドの集計(S)

集計に使用する計算の種類を選択してください
選択したフィールドのデータ

- 合計
- データの個数
- 平均
- 最大値
- 最小値
- 積

表示形式(N)　　OK　　キャンセル

13
［データの個数］を選択します。

14
［OK］をクリックします。

すると、集計結果の表示方法が切り変わります。

	A	B	C	D
1				
2				
3	データの個数 / No.			
4	性別 ▼	集計		
5	1	30		
6	2	30		
7	総計	60		
8				
9				
10				
11				
12				
13				

この表から、男・女はともに30人ずついたことがわかりました。では、男女の比率を％で表示してみましょう。

15
「データの個数／No.」のセルをクリックします。

	A	B	C	D
1	ここにページのフィールドをドラッグします			
2				
3	データの個数 / No.			
4	性別 ▼	集計		
5	1	30		
6	2	30		
7	総計	60		
8				
9				
10				
11				
12				
13				

3-2 入力データの集計

［値フィールドの設定］のダイアログボックスが表示されます。

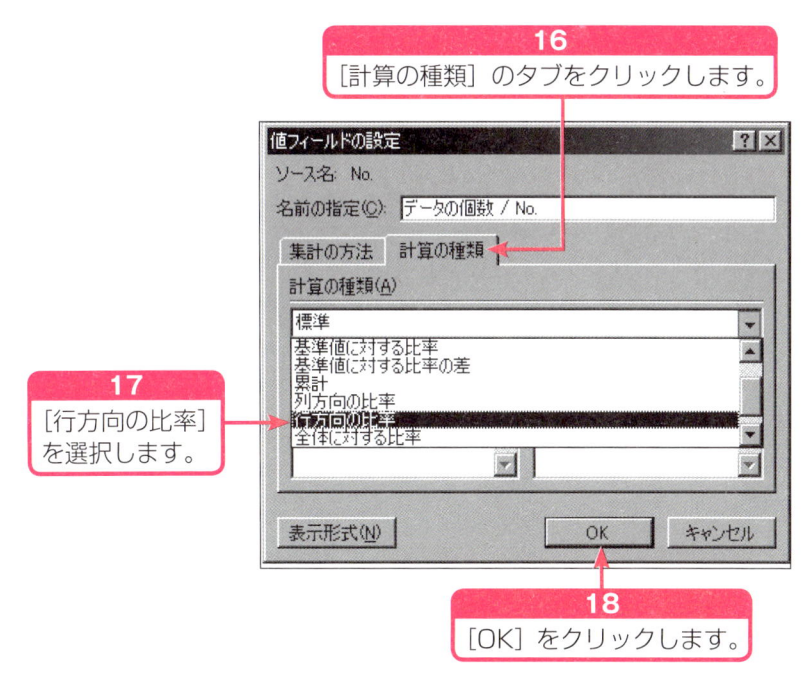

16
［計算の種類］のタブをクリックします。

17
［行方向の比率］を選択します。

18
［OK］をクリックします。

すると、男女の比率が％で表示されるようになります。

	A	B	C	D
1				
2				
3	データの個数 / No.			
4	性別	集計		
5	1	50.00%		
6	2	50.00%		
7	総計	100.00%		
8				
9				
10				
11				
12				
13				

集計した結果、調査対象は男30人（50％）、女30人（50％）のデータであることがわかりました。

●問5　現在の体重は、当施設を初めて受診したときより、
1：増えている　2：変わらない　3：減っている

　同様の手順で、調査対象者の体重の変化について、その人数と割合を求めます。前の手順と違うところは、
・ピボットテーブルの範囲を選ぶときに「No.」から「現在の体重」までの値を選ぶ。
・「行のフィールド」に「現在の体重」をドラッグする。
というところだけで、後は全て同じ手順でOKです。すると、データは下図のように集計されます。

	A	B	C
1			
2			
3	データの個数 / No.		
4	現在の体重 ▼	集計	
5	1	7	
6	2	18	
7	3	35	
8	総計	60	
9			
10			
11			

　%で表示すると、次のような表になります。

	A	B	C
1			
2			
3	データの個数 / No.		
4	現在の体重 ▼	集計	
5	1	11.67%	
6	2	30.00%	
7	3	58.33%	
8	総計	100.00%	
9			
10			
11			

集計した結果、体重が減った人が35人で、60人中58.3％を占めています。逆に、体重が増えた人が7人で、60人中11.7％であることがわかりました。

問7 あなたはふだんから心身の健康維持を保つために気をつけていることはありますか？ 気をつけている順に4番まで順位を回答欄に記入して下さい。（順位を4つ）
1．栄養バランスに気をつけて食事をしている。
2．規則的な生活を心がけている。
3．体操・歩行などを定期的に行っている。
4．できることは自分でやり体を動かすようにしている。
5．定期的に健康診断をうけている。
6．かかりつけの医師に定期的に見てもらっている。
7．休養や睡眠を十分にとっている。
8．人と会って話す機会を持つようにしている。
9．その他（　　　　　　　　　）

調査対象者がふだん気をつけていることの優先順位の件数を集計し、割合を求めてみましょう。

ピボットテーブルで問7のような質問を集計するのは、少し面倒です。というのも、集計表作成の手順は問5と同様なのですが、問7の場合は、1

から8までの選択肢ごとに集計表を別々に作成し、それらを［コピー］［形式を選択して貼り付け］で組み合わせて一覧表を作成しなければならないからです。

では、実際に集計してみましょう。問1の手順にしたがって、まず問7の選択肢1の集計表の画面にまで進みます。集計表は以下のように表示されます。

2		
3	データの個数 / No.	
4	栄養バランスに気をつけて食事をしている ▼	集計
5	1	12
6	(空白)	48
7	総計	60
8		

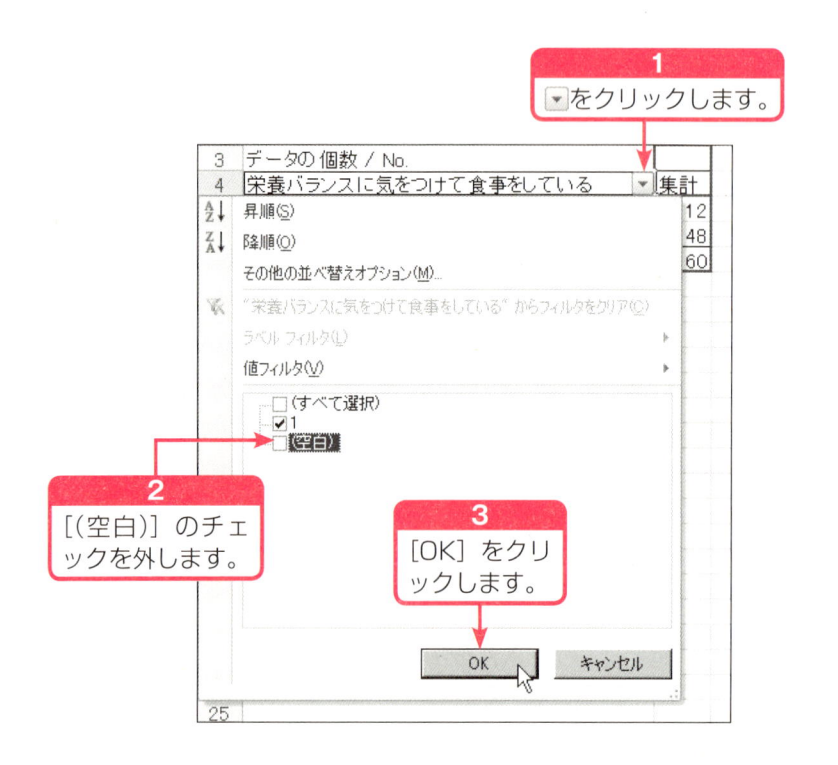

1 ▼をクリックします。

2 ［(空白)］のチェックを外します。

3 ［OK］をクリックします。

3-2 入力データの集計

すると、(空白) の項目がなくなった表が表示されます。

2		
3	データの個数 / No.	
4	栄養バランスに気をつけて食事をしている ▼	集計
5	1	12
6	総計	12
7		

同様の手順で、選択肢2から8までの集計表を作成します。
作成した8つの集計表は、表ごとに［コピー］［形式を選択して貼り付け］［行と列を入れ替える］を実行して、行と列を入れ替えながら、各表を別の場所に移していきます。そして、集計表に修正して、以下の上図ような新しい集計表に整え直します。百分率で表すと下図のようになります。

項目＼優先順位	1	2	3	4	総計
栄養バランスに気をつけて食事をしている	12				12
規則的な生活を心がけている	12	12			24
体操・歩行などを定期的に行っている	12	12	12		36
できることは自分でやり体を動かすようにしている	12	12	12	12	48
定期的に健康診断をうけている	12	12	12	12	48
かかりつけの医師に定期的に見てもらっている		12	12	12	36
休養や睡眠を十分にとっている			12	12	24
人と会って話す機会を持つようにしている				12	12
総計	60	60	60	60	240

項目＼優先順位	1	2	3	4	割合
栄養バランスに気をつけて食事をしている	100.0%				100.0%
規則的な生活を心がけている	50.0%	50.0%			100.0%
体操・歩行などを定期的に行っている	33.3%	33.3%	33.3%		100.0%
できることは自分でやり体を動かすようにしている	25.0%	25.0%	25.0%	25.0%	100.0%
定期的に健康診断をうけている	25.0%	25.0%	25.0%	25.0%	100.0%
かかりつけの医師に定期的に見てもらっている		33.3%	33.3%	33.3%	100.0%
休養や睡眠を十分にとっている			50.0%	50.0%	100.0%
人と会って話す機会を持つようにしている				100.0%	100.0%
割合	25.0%	25.0%	25.0%	25.0%	100.0%

■互いに関連する回答データの集計

問9と問9-1は、質問内容が関連しています。こうした質問の場合は、以下のような2通りの集計方法があります。

・集計1……問9-1に入力されたデータだけで集計する。この場合は、問

9-1を回答した40人だけが対象となる。
・集計2……問9-1に回答しなかった人（空白のデータ）も含めて集計する。この場合は、60人全員が対象となる。なお、空白のデータは、問9の「2：持っていない」に該当する人とみなす。

●問9　当施設よりさし上げたパンフレットをお持ちですか？
（○は1つ）
1：持っている
2：持っていない
3：なくした
4：もらっていない
5：その他（　　　　　）

　まず、問9の調査対象者のパンフレットの有無について、その人数と割合を求めます。集計の操作手順は今までと同じです。集計すると下図のような結果になります。

データの個数 / No. パンフレットの有無	集計
1	40
2	8
3	6
4	6
総計	60

データの個数 / No. パンフレットの有無	集計
1	66.67%
2	13.33%
3	10.00%
4	10.00%
総計	100.00%

　集計の結果、調査対象者60人のうちパンフレットを持っている人は40人（66.7％）で、持っていない人は8人（13.3％）、なくした人は6人（10.0％）、もらっていない人は6人（10.0％）であることがわかりました。

●問9-1 問9で1：持っている と答えた方にお聞きします。
食事をするときに、お持ちのパンフレットの内容を参考にしていますか？（○は1つ）
1：参考にしていない
2：あまり参考にしていない
3：少し参考にしている
4：参考にしている

調査対象者が持っているパンフレットの参考の程度について、その人数と割合を求めます。

● 集計1（問9-1に回答した人のみを対象）

問9-1に回答した人のみを対象とする場合は、エクセルの「並べ替え」機能を使用して、回答してくれた40人をピボットテーブルの範囲に指定します。その後の手順は今まで通りです。集計すると下図のような結果になります。

データの個数 / No.	
持っている方	集計
1	1
2	5
3	11
4	23
総計	40

データの個数 / No.	
持っている方	集計
1	2.50%
2	12.50%
3	27.50%
4	57.50%
総計	100.00%

集計1の結果、問9でパンフレットを持っている人は40人でしたが、そのうち、参考のしている人は23人（57.5％）、少し参考にしている人は11人（27.5％）、あまり参考にしていない人は5人（12.5％）、参考にしていない人は1人（2.5％）であることがわかりました。

●集計2（問9-1に回答しなかった人も対象）

　問9-1に答えなかった人（空白のデータ）も含めて集計する場合は、60人全員が対象となります。60人全員をピボットテーブルの範囲に指定して集計しましょう。結果は下図のようになります。

データの個数 / No. 持っている方	集計
1	1
2	5
3	11
4	23
(空白)	20
総計	60

データの個数 / No. 持っている方	集計
1	1.67%
2	8.33%
3	18.33%
4	38.33%
(空白)	33.33%
総計	100.00%

　集計2の結果、調査対象者60人のうち、パンフレットを参考にしている人は23人（38.3％）、少し参考にしている人は11人（18.3％）、あまり参考にしていない人は5人（8.3％）、参考にしていない人は1人（1.7％）で、持っている人以外（2：持っていない人、3：なくした人、4：もらっていない人）は20人（33.3％）であることがわかりました。

　このことから、パンフレットを持っている人33.3％以外にパンフレットを再配布すれば、日常生活で参考にする、もしくは少し参考にする、という人の割合が高められるのではないかと考えられます。

　ところで、集計1と集計2の違いは何でしょうか？　それは（空白）の有無です。集計2にあるこの（空白）は、問9でパンフレットを持っていなかった人（問9の2、3、4、5を選択した人）を意味しています。よって、集計2は、パンフレットを持っている人・いない人の両方を含めた集計結果となっています。持っている人だけを対象にした集計1とは内容が異なるため、注意して下さい。

　なお、集計2からは集計1のデータを取り出すことが可能です。

3-2 入力データの集計

操作手順は以下の通りです。

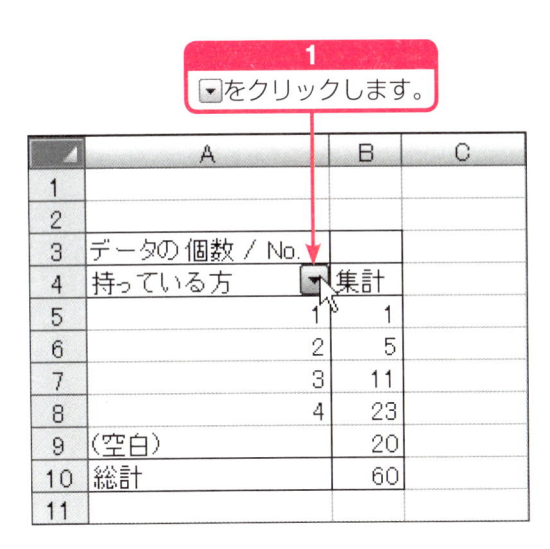

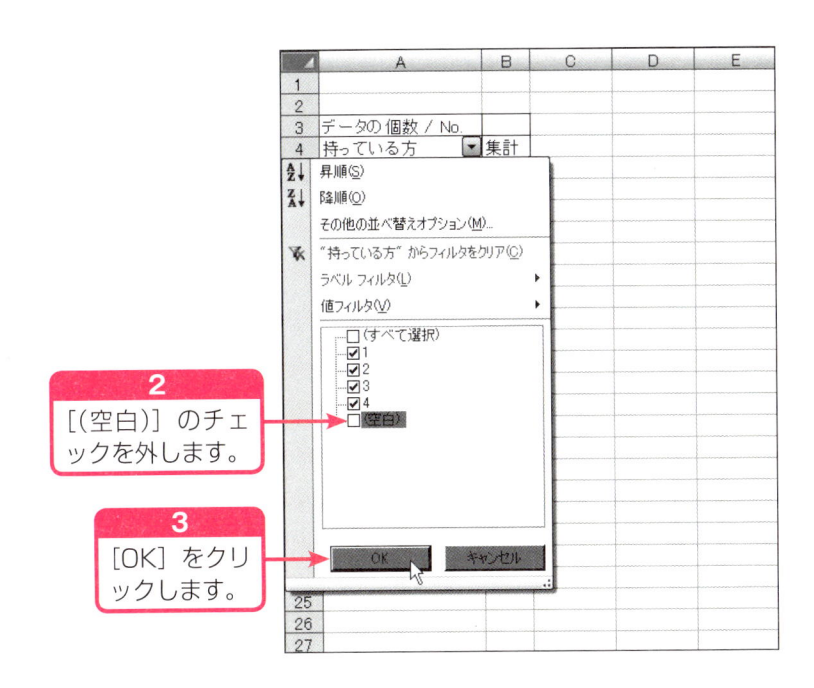

1 ▼をクリックします。

	A	B	C
1			
2			
3	データの個数 / No.		
4	持っている方	集計	
5	1	1	
6	2	5	
7	3	11	
8	4	23	
9	(空白)	20	
10	総計	60	
11			

2 [(空白)] のチェックを外します。

3 [OK] をクリックします。

すると、下図のように（空白）が除外された集計1のデータが表示されます。

	A	B	C
1			
2			
3	データの個数 / No.		
4	持っている方	集計	
5	1	1	
6	2	5	
7	3	11	
8	4	23	
9	総計	40	
10			
11			

■ピボットテーブルによるクロス集計

　ここまで、単純集計を行う方法をみてきました。単純集計はアンケートデータを質問項目ごとに集計するため、その質問と調査対象者の関係がよくわかります。しかし、他の質問項目との関係性は把握できません。質問項目の関係から調査対象者の現状を把握するためには、別の集計方法を行なわなければなりません。そこで登場するのが**クロス集計**です。クロス集計を行うと、2つの質問を交差（クロス）させるように件数（度数）や割合を集計することができます。

　ここでは、ピボットテーブルを利用したクロス集計についてみていくことにします。

　なお、注意点として、ピボットテーブルで**クロス集計表は作成できますが、独立性の検定には向きません**。なぜなら、ピボットテーブルでは、独立性の検定を行うための計算を手動で設定して行なわなければならないため、手間がかかってしまうからです。検定を行うのであれば、統計処理ソフトを使用するほうが効率的でしょう。本書も、検定には統計処理専門のアドイン『エクセル統計』を使用します。

それでは、「問1　性別」と「問10　現在の健康状態」には関係性があるのかどうかを、クロス集計してみます。

●問1　性別をお聞きします。　　1：男　2：女

●問10　現在の健康状態をおききします。（○は1つ）
　　　　1：非常に不満
　　　　2：やや不満
　　　　3：どちらでもない
　　　　4：やや満足
　　　　5：非常に満足

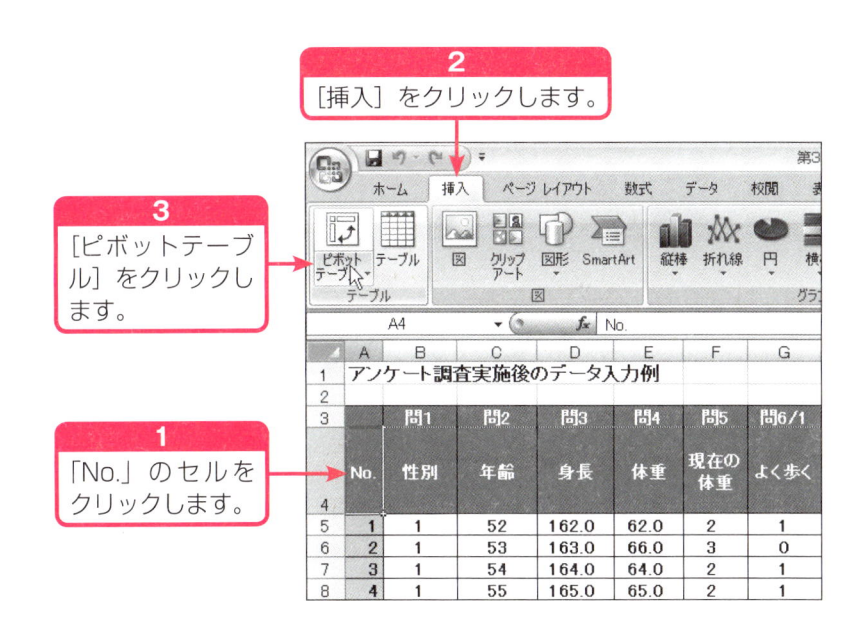

2 ［挿入］をクリックします。

3 ［ピボットテーブル］をクリックします。

1 「No.」のセルをクリックします。

No.	問1 性別	問2 年齢	問3 身長	問4 体重	問5 現在の体重	問6/1 よく歩く
1	1	52	162.0	62.0	2	1
2	1	53	163.0	66.0	3	0
3	1	54	164.0	64.0	2	1
4	1	55	165.0	65.0	2	1

［ピボットテーブルの作成］のダイアログボックスが表示されます。

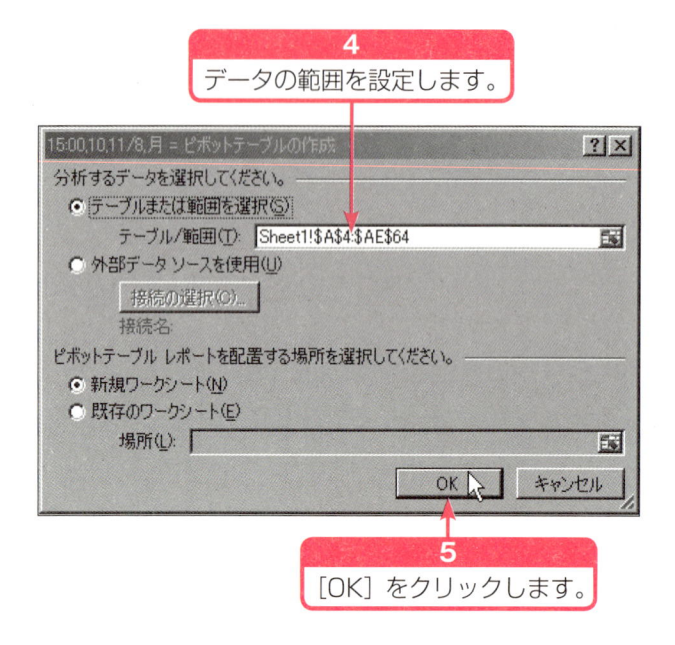

4 データの範囲を設定します。

5 ［OK］をクリックします。

新しいシートが作成され、集計したい項目の設定が表示されます。

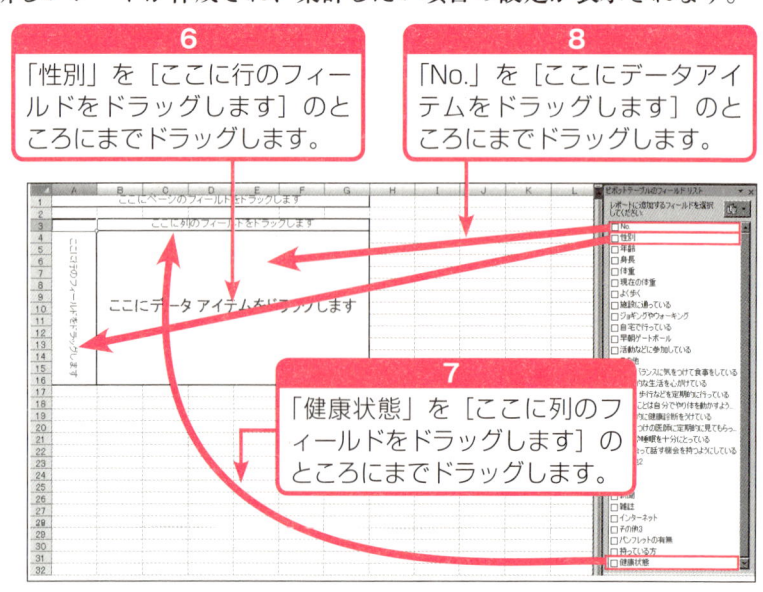

6 「性別」を［ここに行のフィールドをドラッグします］のところにまでドラッグします。

8 「No.」を［ここにデータアイテムをドラッグします］のところにまでドラッグします。

7 「健康状態」を［ここに列のフィールドをドラッグします］のところにまでドラッグします。

3-2 入力データの集計

集計表が表示されました。しかし、「No.」の値がそのまま合算されています。表示方法を変更しましょう。

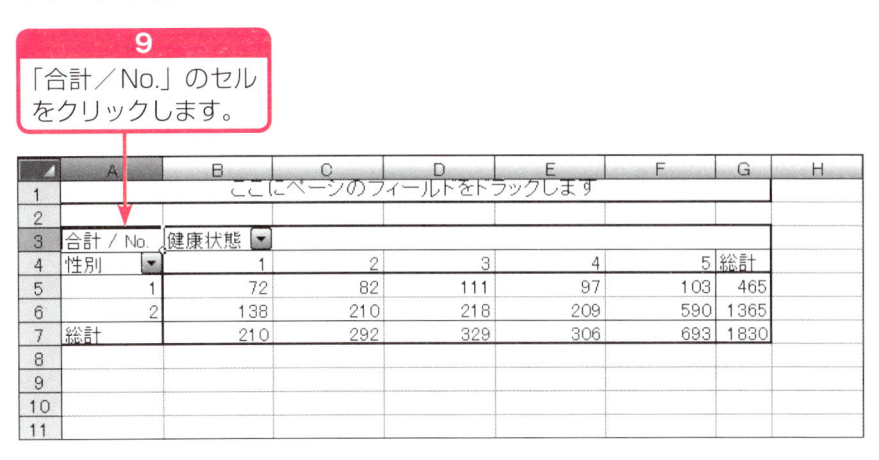

9 「合計／No.」のセルをクリックします。

	A	B	C	D	E	F	G	H
1		ここにページのフィールドをドラッグします						
2								
3	合計／No.	健康状態						
4	性別	1	2	3	4	5	総計	
5	1	72	82	111	97	103	465	
6	2	138	210	218	209	590	1365	
7	総計	210	292	329	306	693	1830	
8								
9								
10								
11								

［値フィールド］のダイアログボックスが表示されます。

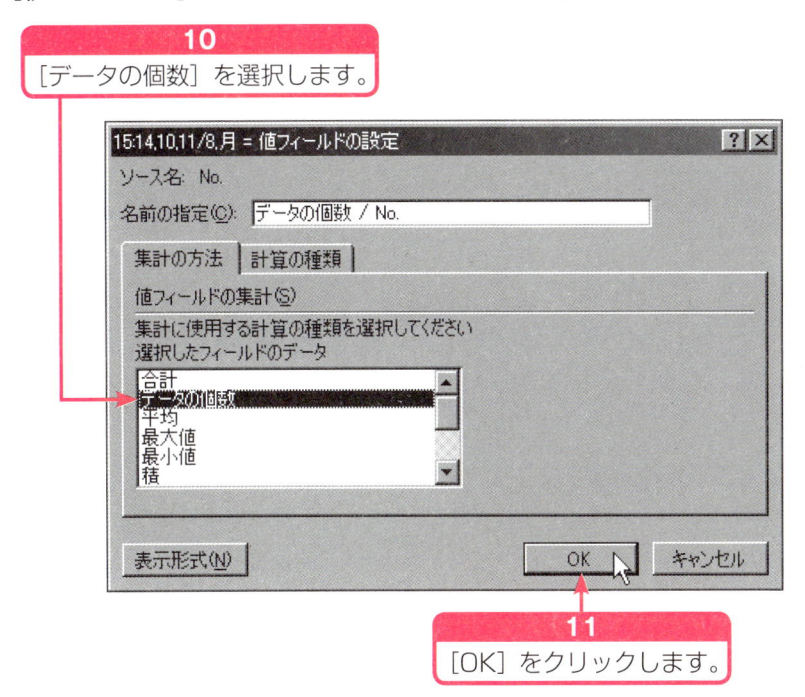

10 ［データの個数］を選択します。

11 ［OK］をクリックします。

91

すると、下図のように集計されます。問1には選択肢が2つ（2区分）、問10には選択肢が5つ（5区分）ありましたので、2×5のクロス表ができ上がります。

データの個数 / No.	健康状態					
性別	1	2	3	4	5	総計
1	6	5	6	6	7	30
2	3	5	5	4	13	30
総計	9	10	11	10	20	60

これで、男女に対する健康状態の人数が判明しました。しかし、この表示だと男女における健康状態の割合がいまいちよくわかりません。そこで、性別ごとに各健康状態の比率を表示させてみましょう。

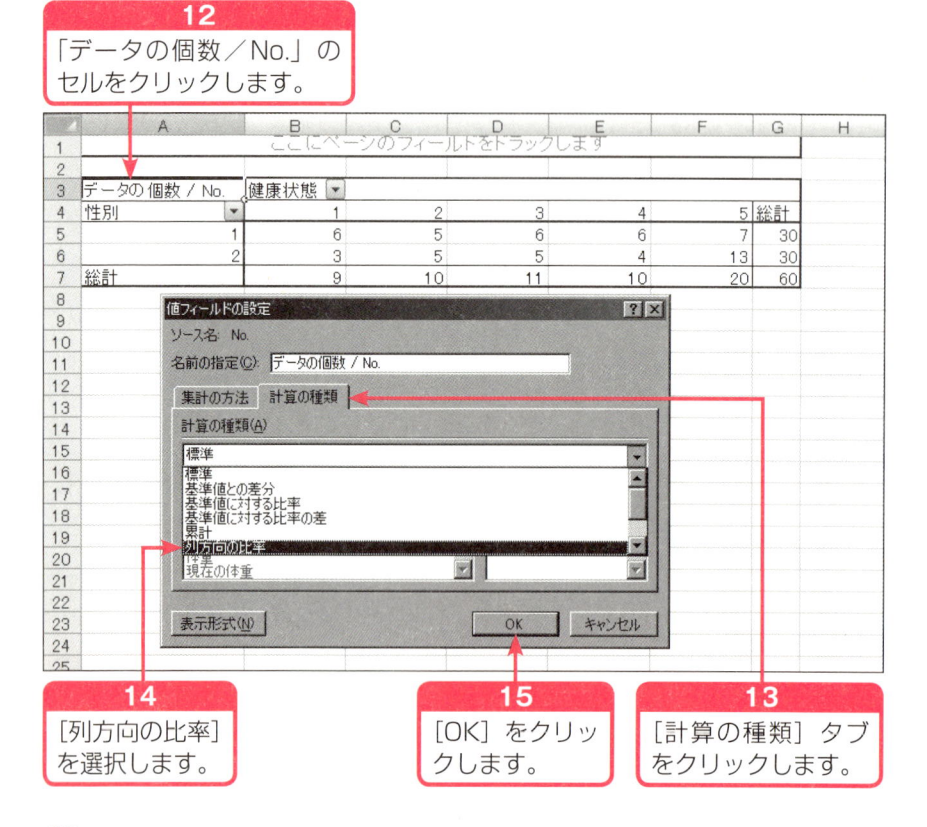

12　「データの個数／No.」のセルをクリックします。

13　[計算の種類] タブをクリックします。

14　[列方向の比率] を選択します。

15　[OK] をクリックします。

これで、男女における各健康状態の割合が％で表示されました。

データの個数 / No.	健康状態					
性別	1	2	3	4	5	総計
1	20.00%	16.67%	20.00%	20.00%	23.33%	100.00%
2	10.00%	16.67%	16.67%	13.33%	43.33%	100.00%
総計	15.00%	16.67%	18.33%	16.67%	33.33%	100.00%

集計の結果、男性では現在の健康に非常に満足している人が23.3％、やや満足が20.0％なのに対し、女性では非常に満足が43.3％、やや満足が13.3％となりました。このアンケート調査では、女性の方が男性に比べて健康状態の満足度が高くなっている傾向にあることがわかりました。

では、今度は「問5　体重の変動」と「問10　現在の健康状態」に関係性があるかどうかをみてみることにしましょう。

●問5　現在の体重は、当施設を初めて受診したときより、
1：増えている　2：変わらない　3：減っている（○は1つ）

●問10　現在の健康状態をおききします。（○は1つ）
1：非常に不満
2：やや不満
3：どちらでもない
4：やや満足
5：非常に満足

全体の操作方法は、先ほどの「問1×問10」とまったく同じです。各項目のドラッグ場所を以下にまとめましたので、それに注意しながら作業をしていきます。

・「現在の体重」　→　［ここに行のフィールドをドラッグします］
・「健康状態」　　→　［ここに列のフィールドをドラッグします］
・「No.」　　　　→　［ここにデータアイテムをドラッグします］

集計の結果は下図のようになります。問5には選択肢が3つ（3区分）、問10には選択肢が5つ（5区分）ありましたので、3×5のクロス表ができ上がります。

データの個数 / No.	健康状態					
現在の体重	1	2	3	4	5	総計
1	1	1	1	1	3	7
2	3	4	4	4	3	18
3	5	5	6	5	14	35
総計	9	10	11	10	20	60

今回の集計では、体重の増減に対して、健康状態が良いかどうかの割合をみてみると、問5と問10の関係性がわかりやすくなります。そこで、先ほどと同じように［計算の種類］から［列方向の比率］を選んで表示させましょう。

データの個数 / No.	健康状態					
現在の体重	1	2	3	4	5	総計
1	14.29%	14.29%	14.29%	14.29%	42.86%	100.00%
2	16.67%	22.22%	22.22%	22.22%	16.67%	100.00%
3	14.29%	14.29%	17.14%	14.29%	40.00%	100.00%
総計	15.00%	16.67%	18.33%	16.67%	33.33%	100.00%

集計の結果、現在の体重が減った人で現在の健康状態が非常に満足の人は35人のうち14人（40.0%）だったのに対し、現在の体重が増えていた人で現在の健康状態が非常に満足の人は7人のうち3人（42.9%）ということがわかりました。この結果を見る限り、受診後に体重が増減すると健康状態の満足度が高くなっている傾向があります。

これはあくまでも例題の結果ですが、なぜこのような結果になったのかについて考察することも、大変に重要なことです。

第4章

集計データの分析準備

集計されたデータを"分析"にかけると、さまざまな情報をもたらしてくれます。ところで、この"分析"って、一体なにをする作業なのかご存じでしょうか？ まずは、分析の前段階として「分析ってなにをするの？」について学んでみましょう。理屈がわかれば、分析作業の流れがスムーズに理解できます。

4-1 統計的仮説検定の手順

「ないことがない」＝「ある」、という証明

1 二重否定の考え方に慣れよう

　ここまで、アンケート調査で収集したデータを集計してきました。ここからは、収集したデータを統計的仮説検定というものを行い、より深く分析する方法を説明します。

　統計的仮説検定とは、仮説が正しいかどうかを確率論的に判断するための手順のことです。どうやって仮説が正しいかを判断するかというと、「"ないことがない"ということを証明することで、"ある"ということを証明しよう」という二重否定の方法を用います。このややこしい考え方は、"ある"ことを直接証明するのは難しいから"あり得ない"ということを証明しちゃえ、というアイディアから生まれたものです。

　二重否定の考え方は、日常的に用いる考え方ではありませんので、慣れるまでに時間を要するでしょう。このあたりが、統計学を難しくしている原因の1つだと思います。

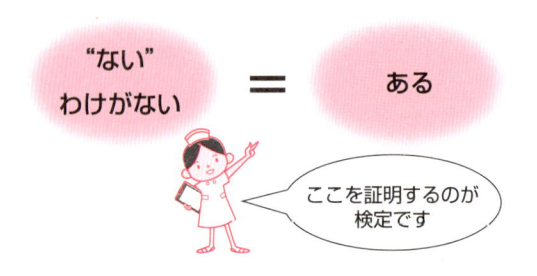

"ない"わけがない ＝ ある

ここを証明するのが検定です

2 仮説の設定

統計学的仮説検定を行うには、仮説の設定がポイントになります。以下の例をもとに、仮説について考えてみましょう。

> <例>
> 男性30人、女性30人、合計60人のグループがあります。
> 男性の中で、現在の健康状態に満足している人数は7人だった。
> 女性の中で、現在の健康状態に満足している人数は13人だった。

男女の間で、健康状態の満足度に差があるでしょうか？

これを統計学的に証明するには、次のような二重否定を行います。

> （仮説A）「男性と女性の間には現在の健康状態の満足度に差がある」
> ことを証明するには、
> （仮説B）「男性と女性の間には現在の健康状態の満足度に差がない」
> ということを否定せよ。

これで（仮説B）が否定できれば、晴れて（仮説A）が証明できたことになります。このように仮説A・Bを立てることが、統計学的仮説検定を行うには重要です。

なお、統計学的には仮説Aを**対立仮説H_1**、仮説Bを**帰無仮説H_0**といいます。

対立仮説H_1と帰無仮説H_0が出てきたところで、統計学的仮説検定を行う大まかな手順をまとめてみます。

<統計学的仮説検定の手順>
①対立仮説H_1と帰無仮説H_0とを立てる。

⬇

②分析を行い、帰無仮説H_0の確率(直接確率P値という)を求める。

⬇

③P値の数値で帰無仮説H_0が否定(棄却)されるかどうかの判断をする。

⬇

④帰無仮説H_0が棄却された場合、対立仮説H_1が支持される。
逆に、帰無仮説H_0が棄却されなかった場合は、対立仮説H_1が棄却される。

■「帰無仮説H_0」と「対立仮説H_1」をもう少し詳しく

　帰無仮説H_0は、収集したデータから何を分析したいのか、ということによって決まります。たとえば、2群の平均値の差の検定を適用し、男性と女性で平均身長に差があるかどうかを分析する場合、帰無仮説H_0は「男性と女性で平均身長には差がない」が設定されます。そして、この帰無仮説H_0の反対の「男性と女性で平均身長には差がある」を対立仮説H_1として設定します。

　この帰無仮説H_0は、分析結果で得られた直接確率P値(→102ページ)を使用して確率論的に正しいか正しくないかを判断され、正しくない場合にのみ帰無仮説H_0が棄却され、対立仮説H_1が採択されます。この一連の流れのことを**統計学的仮説検定**(検定)といいます。

3 尺度水準の見極め

　対立仮説H_1が正しいかどうかを見極めるには、帰無仮説H_0が棄却できるかどうかを判断する必要があります。その判断基準である直接確率P値を求めるために行われるのが、集計したデータの分析です。ここで注意したいのは、**分析するデータの性質（尺度水準）によって分析手法が変わる**、ということです。

　尺度水準とは、簡単にいうと「各種データから得られた数値の性質を分類する基準」のことです。たとえば、"身長"の回答で得られた「170」という数値と、"1：男性"という回答で得られた「1」という数値は、同じ数値でも性質がまったく異なることからもわかるとおり、データにはそれぞれ性質というものがあります。こうした性質（いわゆる尺度水準）を見極めることが、正しい分析を行うための重要なポイントになります。

　データには量的データと質的データの2種類があることを述べましたが、さらに4つの尺度水準に分けることができます。

● **質的データ**（言葉のデータ、定性的データ、カテゴリーデータ）

・**名義尺度**（同一性から表現された数値）
　カテゴリー分けをするために用いた整理番号のような数値。
　　（例）男女の区別（1：男性　2：女性）　など

・**順序尺度**（順序性から表現された数値）
　順序をつけるためにつけられた数値。数字の大小にのみ意味がある。
　　（例）健康のために気をつけている行為の順位　など

● **量的データ**（数値のデータ、定量的データ）

・**間隔尺度**（間隔性をもとに表現された数値）
目盛りが等間隔に割り振られたものから得る数値。距離尺度ともいい、数値の差にのみ意味があり、比率には意味がない。比例尺度と違い負の値（マイナス）をとることもある。順序尺度の性質を備える場合もある。
　（例）温度や湿度など

・**比例尺度**
絶対原点0(ゼロ)が定まっており、数値間の差にも比率にも意味がある数値。数値が負の値（マイナス）をとらないことがポイント。
　（例）身長や体重　など

■ **順序尺度を含む場合には注意！**

　アンケート調査から集計されたデータには、4つの尺度水準の数値が混在しています。正しい統計処理を行うためには、質問項目の尺度を識別して正しい分析方法を選択しなくてはなりません。
　特に注意すべきは、順序尺度です。過去の調査研究をみると、順序尺度の扱いには以下の3つがあるようです。

①順序尺度を名義尺度として検定をおこなったもの。
②順序尺度として検定したもの。
③順序尺度を量的データである間隔尺度として検定したもの。

　なぜ②を選択せずに①や③を用いた研究があったかというと、その時代には他に方法がなかった、そうした分析結果でも特におかしなところは出てこなかった、といったことが理由だったようです。

現在では、量的データに適用されるパラメトリック検定法（正規分布を想定した方法）以外に、質的データである順序尺度に適応されるノンパラメトリック検定法（正規分布を想定しない方法）が数多く用意されています。たとえば、2群の平均値の差の検定には、順序尺度に適応できるノンパラメトリック検定法の**マン・ホイットニーのU検定**と**ウィルコクソンの順位和検定**があります。また、多群の平均値の差の検定にも、順序尺度に適応できるノンパラメトリック検定法の**クラスカル・ウォリス多重比較検定**が考案されています。

順序尺度

順序尺度が出てきたときは、特に注意しましょう

4 両側検定と片側検定

　統計的仮説検定には**両側検定**と**片側検定**があります。
　両側検定は、対立仮説 H_1 に方向性がない統計的仮説に適用します。たとえば、対立仮説 H_1 が「男性と女性の平均身長には差がある」という場合、"差があれば、低かろうが高かろうがどちらでも構わない"となるため、方向性がなくなります。こうした対立仮説 H_1 には両側検定が使われます。
　これに対し、片側検定は対立仮説 H_1 が方向性を持っている場合に適用

します。例として挙げると、対立仮説H_1が「男性の方が女性より平均身長が高い」の場合、対立仮説H_1には"〜より高い"という方向性が生まれます。こうした対立仮説H_1には片側検定が使われます。

なお、片側検定は全ての検定方法に定義できるわけではありません。よって、分析には両側検定を適用することが普通です。

5 直接確率P値ってなんだ？

分析を行うと、直接確率P値というものが得られます。これは有意確率とも呼ばれるもので、**偶然に起こった確率**を意味しています。このP値の大小で、帰無仮説H_0が棄却できるかどうかを判断します。では、直接確率P値の使い方を以下の例でみてみましょう。

> <例> 平均身長　　男性：172.1cm、女性：164.9cm
> この結果から、男女の平均身長に差があることを証明したい。
>
> ・帰無仮説H_0：男女の平均身長に差がない。
> ・対立仮説H_1：男女の平均身長に差がある

● $P > 0.05$であるならば、
男と女の平均身長の差は偶然に起こった確率が高いと判断して、帰無仮説H_0を採択することになる。
● $P \leqq 0.05$であるならば、
男と女の平均身長の差は偶然に起こった確率が低いと判断し、帰無仮説H_0を棄却して対立仮説H_1を採択することになる。

このP値の判断には、5%（0.05）と1%（0.01）が用いられます。5%のときは「危険率5%で有意でした」と表現され、1%のときは「危険率1%

$P \leq 0.05$	$P > 0.05$
↓	↓
帰無仮説H_0が棄却	帰無仮説H_1が採択
～	～
対立仮説H_1	対立仮説H_1（×）

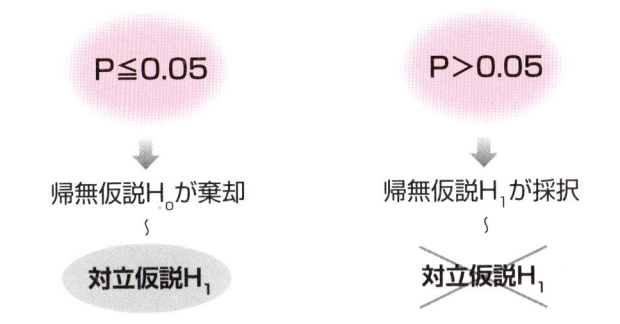

で高度に有意でした」と表現されます。

　調査者が統計的検定を行うとき、男女で身長に差がある、身長と体重には相関がある、といった具合に対立仮説H_1が採択されることを期待しています。つまり、帰無仮説H_0が棄却されることで初めて対立仮説H_1が成り立つのです。もし分析結果で得られたP値が0.05以下だった場合、帰無仮説H_0の危険率は5％以下なので棄却されるとことになるため、期待通りの結果が得られたことになります。

■統計処理ソフトでラクラクP値

　今までの統計学的検定では、質的データ間の傾向を調べる「カイ2乗検定」や、量的データ間の差を調べる「T検定」を電卓などで計算していました。たとえば、クロス集計の独立性の検定の場合、集計結果から計算手順を適用して統計量を求め、カイ2乗検定の数値表にある危険率1％または5％のP値と比較することにより、帰無仮説を棄却するか採択するかの判断をする、といった具合です。この複雑な計算手順が、ナースの皆さんを"統計"から遠ざける一因になっていたのではないでしょうか。

　しかし、現在ではPCの性能向上や統計処理ソフトの開発が進んだため、数値表を見なくても判断できる直接確率P値が算出できるようになりました。本書も、第5章では『エクセル統計』を駆使しながら、複雑な計算をすることなくP値を求める方法を説明しています。統計結果を素早く手に入れたいと思っている方にとっては、よい時代といえるでしょう。

6 第1種の誤りと第2種の誤り

統計的仮説検定を行って結果を判断するときは、**第1種の誤り**と**第2種の誤り**という2種類の判断ミスを犯す危険性を認識しておきましょう。

■**第1種の誤り**

第1種の過誤ともいい、帰無仮説が正しいにもかかわらず"正しくない"と判断してしまうことです。通常は「$α$」で表し、**危険率（有意水準）**を意味します。

> ＜第1種の誤りとは＞
> 本当は帰無仮説H_0が正しいのに、誤ってH_0を棄却して、対立仮説H_1が採択されてしまうこと。

■**第2種の誤り**

第2種の過誤ともいい、帰無仮説が正しくないのに"正しい"と判断してしまうことです。通常は「$β$」で表します。

> ＜第2種の誤りとは＞
> 本当は対立仮説H_1が正しいのに、帰無仮説H_0が棄却されないこと。

統計的仮説検定の誤りを表にすると、以下のようになります。

	検定の結果	
	帰無仮説H_0を採択	帰無仮説H_0を棄却
本当は帰無仮説H_0は正しい	正しい決定　$1-\alpha$	第1種の過誤　α
本当は帰無仮説H_0は誤り	第2種の過誤　β	正しい決定　$1-\beta$

※$1-\beta$は検出力（power）といわれ、α（5％）の4倍のβ（20％）として80％に設定されることが多く、調査標本数を決定するときに利用される。

　統計学的仮説検定とは確率論なので、99.9％正しいと統計学的に判断されても、残り0.1％はそうでない可能性もあるということですから、「もしかしたら間違っているかもしれないな」ということを頭の片隅に置いて、検定の結果を慎重に判断していく必要があります。

　また、危険率を設定（5％や1％）して検定する場合、標本数を多くすると第2種の過誤が増える関係にあり、「ない」ものを「ある」と判定する誤りが大きくなりますので、調査を計画するときは標本数にも注意が必要です。

危険率5％で検定

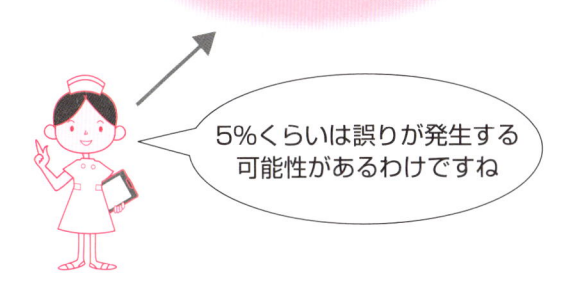

5％くらいは誤りが発生する可能性があるわけですね

4-2 分析方法の選び方

「尺度水準」と「目的」でラクラク選択

1 分析方法選択のフローチャート

データの分析方法には、いくつかの手法があります。いろいろある手法の中から的確なものを選ぶためには、まず以下の点を明確にしておきます。

・なにを分析したいのか？（分析の目的）
・分析するデータの性質（尺度水準）

この2つがはっきりしていれば、選択される分析方法はおのずと決まってきます。ここでは、分析の目的と尺度水準から選ばれる『エクセル統計』の分析方法を大まかにまとめてみました。分析を行うときの参考にしてみて下さい。

■「名義×名義」の場合
　★関連性があるのか調べたい
　　→◆互いの質問の選択肢が2つ　⇒　2×2クロス集計表を作成
　　　　・2×2クロス集計表の数値が全て5以上
　　　　→［独立性の検定（カイ2乗検定）］➡（110ページ）
　　　　・2×2クロス集計表の数値に5未満がある
　　　　→［フィッシャーの直接確率］➡（117ページ）

4-2 分析方法の選び方

   ┗→◆質問の選択肢が3つ以上のデータがある ⇒ L×Mクロス
    集計表を作成
     → ［独立性の検定（カイ2乗検定）］［クロス集計表の残差分析］
                  ➡（121ページ）

★データに差があるのかどうかを調べたい
 ┗→●互いの質問に対応がある
   → ［マクネマー検定］ ➡（128ページ）

■「名義×間隔or比例」（名義×量的データ）の場合

★データに差があるのかどうかを調べたい
 ┗→●2群
   ┗→・互いの群に対応がない
     → ［対応のない2群の差の検定］ ➡（144ページ）
   ┗→・互いの群に対応がある
     → ［対応のある平均の差の検定］ ➡（149ページ）
 ┗→●3群以上
   ┗→ → ［一元配置分散分析・多重比較］ ➡（162ページ）

■「順序×順序」の場合

★データに関連性があるのか調べたい
 ┗→ →スピアマンの順位相関係数（ρ：ロー）と検定
   ［スピアマンの順位相関行列］ ➡（139ページ）

■「名義 or 順序×順序」の場合

★データに差があるのかどうかを調べたい
→ ●2群
　→ ・互いの群に対応がない
　　　→ ［マン・ホイットニーのU検定］ ➡ （152ページ）
　→ ・互いの群に対応がある
　　　→ ［ウィルコクソンの符号順位和検定］ ➡ （158ページ）
→ ●3群以上
　　　→ ［クラスカル・ウォリス検定・多重比較］ ➡ （167ページ）

＊両方が順序尺度の場合、片方の順序尺度を名義尺度とみなす。

■「間隔 or 比例×間隔 or 比例」（量的データ同士）の場合

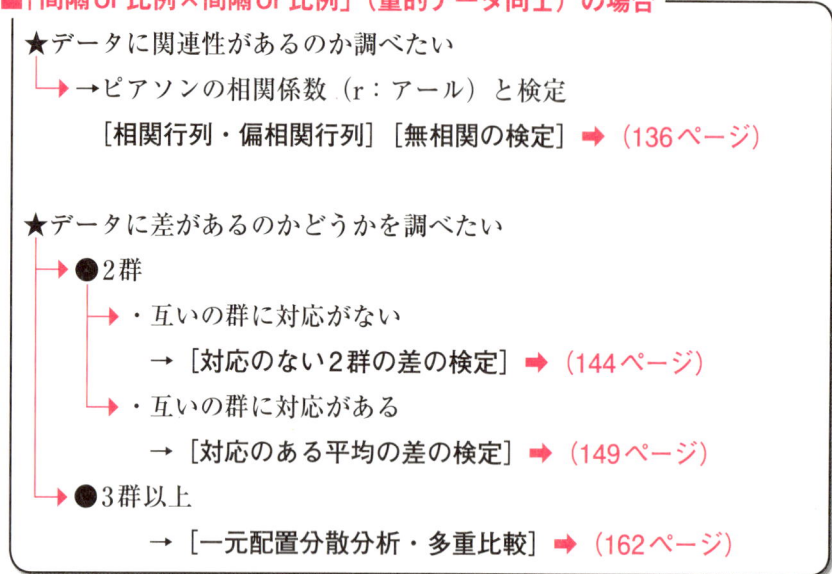

★データに関連性があるのか調べたい
→ →ピアソンの相関係数（r：アール）と検定
　　［相関行列・偏相関行列］［無相関の検定］ ➡ （136ページ）

★データに差があるのかどうかを調べたい
→ ●2群
　→ ・互いの群に対応がない
　　　→ ［対応のない2群の差の検定］ ➡ （144ページ）
　→ ・互いの群に対応がある
　　　→ ［対応のある平均の差の検定］ ➡ （149ページ）
→ ●3群以上
　　　→ ［一元配置分散分析・多重比較］ ➡ （162ページ）

第5章

集計データの検定

　データ処理のクライマックスが"分析"です。今まで、この"分析"で統計処理を挫折した方も多いのではないでしょうか。でも、今回は大丈夫です。
　「理屈はいいから、分析結果さえわかればいい！」という声にお応えして、ひたすら分析結果を出すためだけに注力。『エクセル統計』を駆使して自動的に結果を出す方法を、初歩の初歩から説明していきます。

5-1 クロス集計表と検定

名義尺度×名義尺度といえばこの分析

1 2×2クロス集計表の検定（独立性の検定）

　名義尺度×名義尺度の独立性を分析する場合、基本的に**独立性の検定**（カイ２乗検定）を行います。例題1は名義尺度×名義尺度のデータです。

例題1

●問1　性別をお聞きします。　　1：男　　2：女

●問2　タバコを吸いますか。　　1：吸わない　　2：吸う

No.	問1 性別	問2 タバコ	No.	問1 性別	問2 タバコ	No.	問1 性別	問2 タバコ	No.	問1 性別	問2 タバコ
1	1	1	16	1	2	31	2	1	46	2	1
2	1	1	17	1	2	32	2	1	47	2	1
3	1	1	18	1	2	33	2	1	48	2	1
4	1	1	19	1	2	34	2	1	49	2	1
5	1	1	20	1	2	35	2	1	50	2	1
6	1	1	21	1	2	36	2	1	51	2	2
7	1	1	22	1	2	37	2	1	52	2	2
8	1	1	23	1	2	38	2	1	53	2	2
9	1	1	24	1	2	39	2	1	54	2	2
10	1	1	25	1	2	40	2	1	55	2	2
11	1	2	26	1	2	41	2	1	56	2	2
12	1	2	27	1	2	42	2	1	57	2	2
13	1	2	28	1	2	43	2	1	58	2	2
14	1	2	29	1	2	44	2	1	59	2	2
15	1	2	30	1	2	45	2	1	60	2	2

5-1 クロス集計と検定

　問1と問2は、ともに選択肢が2つ（2区分）のデータです。まず、2×2クロス集計表を作成してみましょう。クロス集計表は、第3章で説明したピボットテーブルを使えば簡単に作成できますが、ここでは『エクセル統計』を利用した方法で作ってみます。

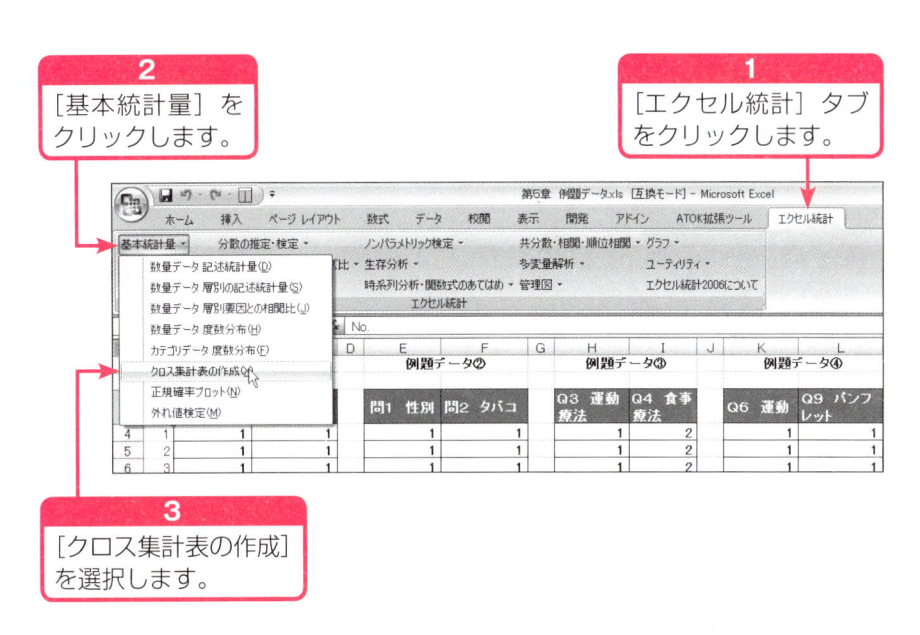

1 ［エクセル統計］タブをクリックします。

2 ［基本統計量］をクリックします。

3 ［クロス集計表の作成］を選択します。

　［クロス集計表の作成］のダイアログボックスが表示されます。

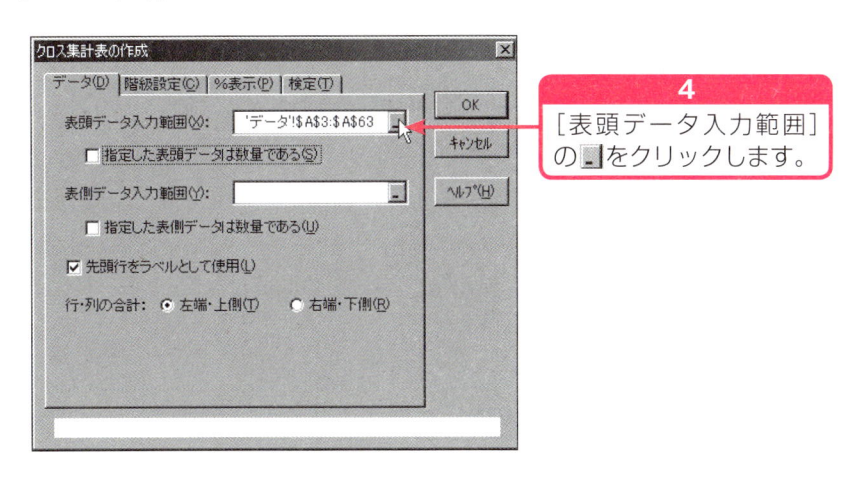

4 ［表頭データ入力範囲］の ■ をクリックします。

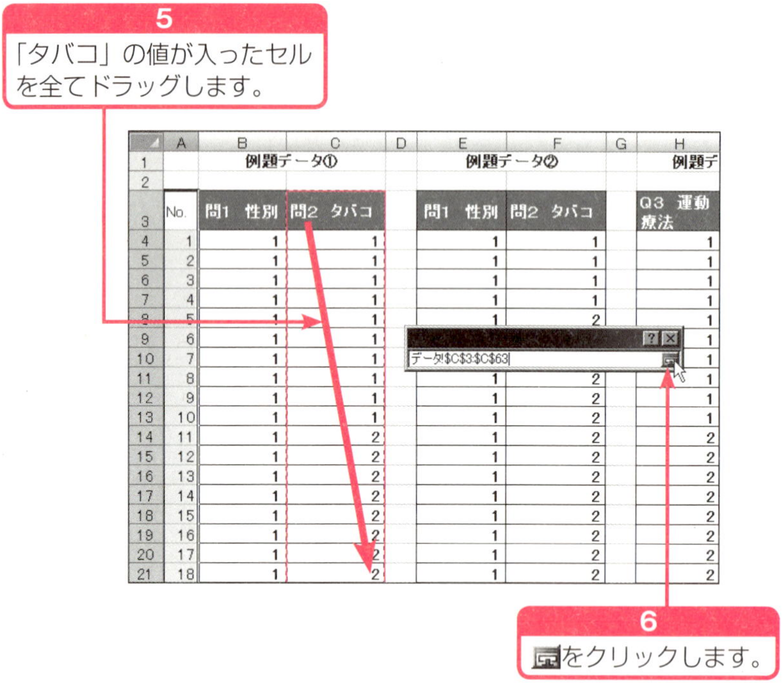

5
「タバコ」の値が入ったセルを全てドラッグします。

6
をクリックします。

すると、[表頭データ入力範囲] が入力されます。同じように [表側データ入力範囲] も入力しましょう。

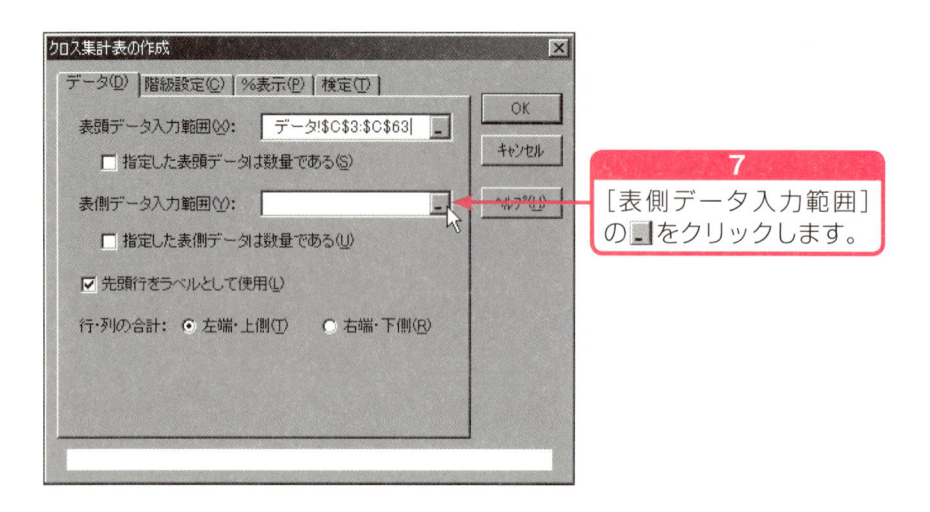

7
[表側データ入力範囲] のをクリックします。

112

5-1 クロス集計と検定

8
「性別」の値が入ったセルを全てドラッグします。

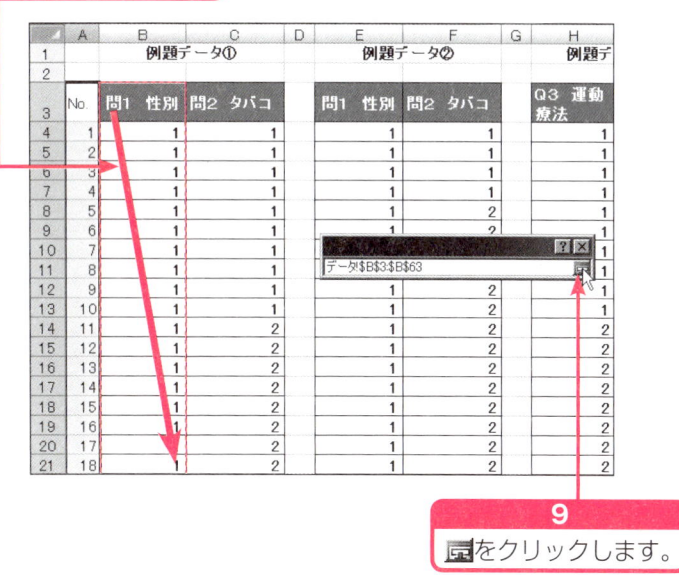

9
をクリックします。

これで、全ての入力範囲が入力できました。

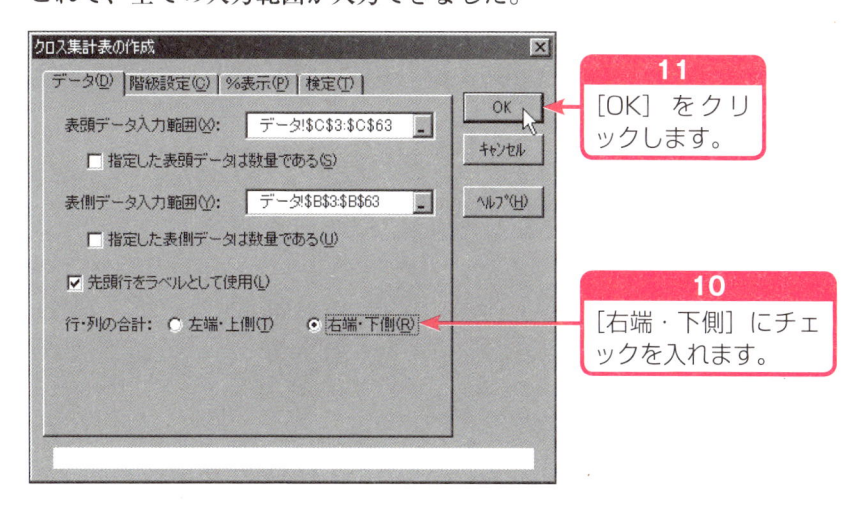

11
[OK] をクリックします。

10
[右端・下側] にチェックを入れます。

113

すると、2×2クロス表が出力されます。

A	B	C	D	E
		問1 性別		
		1	2	全体
問2 タバコ	1	10	20	30
	2	20	10	30
	全体	30	30	60

ここで注意しなければならないのは、2×2クロス表の中の数字です。ここの数字（度数）が5以上であればカイ2乗検定が適用できます。出力された表の数字は全て5以上ですので、カイ2乗検定を行います。

カイ2乗検定を行うと、直接確率P値を求めることができます。このP値の値によって、例題①の統計的仮説の可能性が判断され、問1と問2の独立性が判明します。例題データ①で分析される統計的仮説は、以下のようになります。

・帰無仮説H_0：性別と喫煙率は独立である（関連がない）
・対立仮説H_1：性別と喫煙率は独立ではない（関連がある）

カイ2乗検定で求められるP値が、$P<0.05$（もしくは$P<0.01$）ならば、帰無仮説H_0を棄却して対立仮説H_1採択されるため、問1と問2に関連性があることが証明されます。

では、実際に『エクセル統計』で求めてみます。少し面倒ですが、先に説明した手順の1～10までをもう一度行います。そして、手順11を飛ばして手順12へと移ります。

5-1 クロス集計と検定

［クロス集計表の作成］のダイアログボックスを表示します。

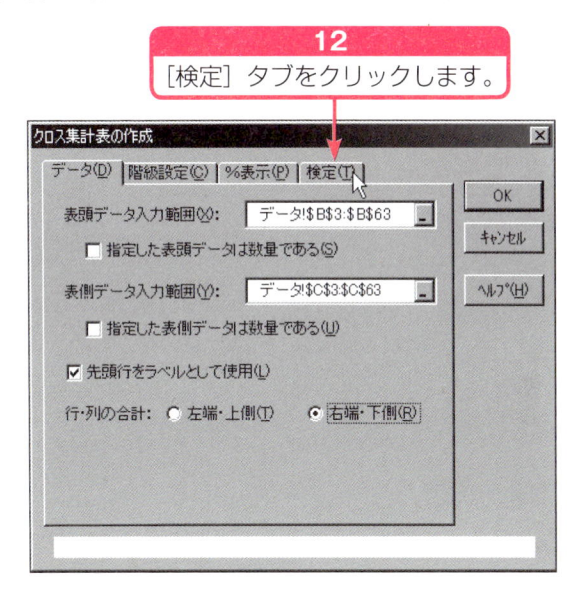

12
［検定］タブをクリックします。

［検定］タブの内容が表示されます。

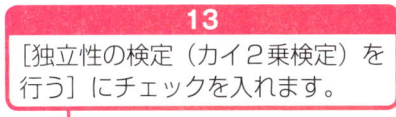

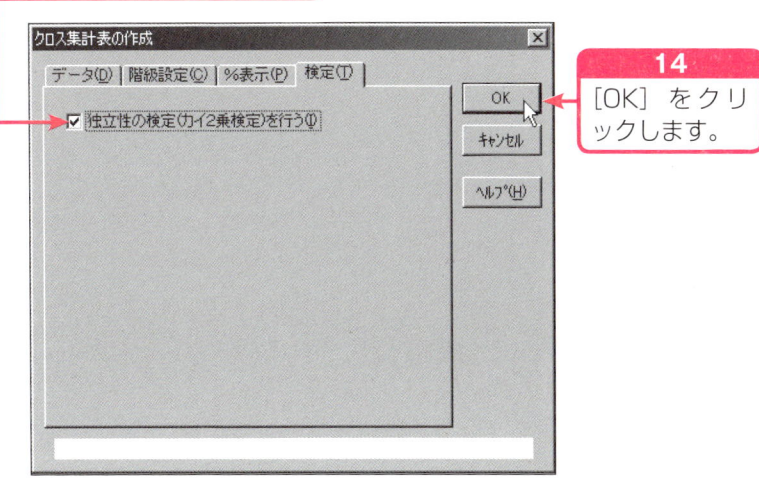

13
［独立性の検定（カイ２乗検定）を行う］にチェックを入れます。

14
［OK］をクリックします。

すると、以下のような結果が出力されます。

		問2 タバコ		全体
		1	2	
問1 性別	1	10	20	30
	2	20	10	30
	全体	30	30	60

独立性の検定		**:1%有意	*:5%有意	
χ^2乗値	自由度	P値	判定	
6.6667	1	0.0098	**	

　検定結果はP値で判断します。先述したとおり、P値はある事象が偶然に起こり得るとしたときの確率を表しています。P＜0.05（P＜0.01）とは、偶然起こる確率が5％未満（1％未満）であるということで、言い換えると、95％以上（99％以上）は必然的に起こっていると考えられます。

　この検定結果をみると、P値は0.0098なので、P＜0.01となります。よって、帰無仮説H_0が棄却されて対立仮説H_1が採択されました。つまり、「性別」と「タバコを吸う・吸わない」には高い関連性があると証明されました。

　なお、データの量が豊富で2×2クロス表の度数が全て5以上である見込みがある場合は、作業に移る前に統計的仮説を立てて手順11を飛ばします。すると、独立性の検定結果がすぐに求められ、統計的仮説を判断することができます。

2 フィッシャーの直接確率検定

名義尺度×名義尺度の場合、基本的に独立性の検定(カイ2乗検定)を使用します。しかし、2×2クロス集計表の結果に5未満の度数(件数)があるときは、独立性の検定ではなく、フィッシャーの**直接確率検定**を適用します。

この方法が適用できる条件は、以下のどちらかが発生した場合です。

① データからの作成される集計表で5未満の度数がある。
② 検定の計算途中で作成される期待度数に5未満の度数がある。

なんだかややこしそうに感じますが、ひとまず①に注意を払えば大丈夫です。例題2を使って、作業を進めてみましょう。

例題2

●問1 性別をお聞きします。　　1：男　　2：女

●問2 タバコを吸いますか。　　1：吸わない　　2：吸う

No.	問1 性別	問2 タバコ	No.	問1 性別	問2 タバコ	No.	問1 性別	問2 タバコ	No.	問1 性別	問2 タバコ
1	1	1	13	1	2	25	2	1	37	2	1
2	1	1	14	1	2	26	2	1	38	2	1
3	1	1	15	1	2	27	2	1	39	2	1
4	1	1	16	1	2	28	2	1	40	2	1
5	1	2	17	1	2	29	2	1	41	2	1
6	1	2	18	1	2	30	2	1	42	2	1
7	1	2	19	1	2	31	2	1	43	2	1
8	1	2	20	1	2	32	2	1	44	2	1
9	1	2	21	1	2	33	2	1	45	2	2
10	1	2	22	1	2	34	2	1	46	2	2
11	1	2	23	1	2	35	2	1	47	2	2
12	1	2	24	1	2	36	2	1			

まず、2×2クロス集計表を作成してみます。クロス集計表の作成は、第3章で説明したピボットテーブルでも構いませんし、本章の手順でも大丈夫です。作成した表は、以下のようになります。

			問2 タバコ		
			1	2	全体
問1 性別		1	4	20	24
		2	20	3	23
	全体		24	23	47

色で囲った部分からもわかるとおり、このクロス表には5未満の度数が含まれています。こうしたケースの場合、フィッシャーの直接確率検定を適用します。

では、この表から判定される統計的仮説を考えてみましょう。

> 帰無仮説H_0：男と女で喫煙率には差がない。
> 対立仮説H_1：男と女で喫煙率には差がある。

フィッシャーの直接確率検定でP値を求め、$P<0.05$（$P<0.01$）ならば、帰無仮説H_0を棄却して対立仮説H_1が採択されます。

では、『エクセル統計』で実際に求めてみましょう。ここではすでに2×2クロス集計表が作成されているので、それ以降の手順を説明します。

5-1 クロス集計と検定

2 [度数の検定・リスク比・オッズ比] をクリックします。

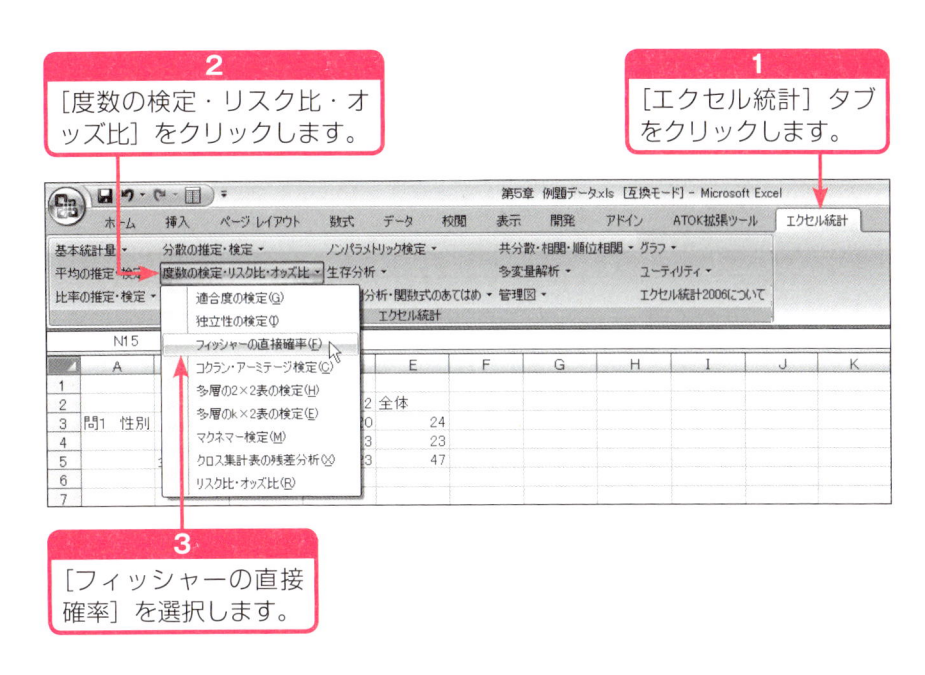

1 [エクセル統計] タブをクリックします。

3 [フィッシャーの直接確率] を選択します。

［フィッシャーの直接確率］のダイアログボックスが表示されます。

4 ■をクリックします。

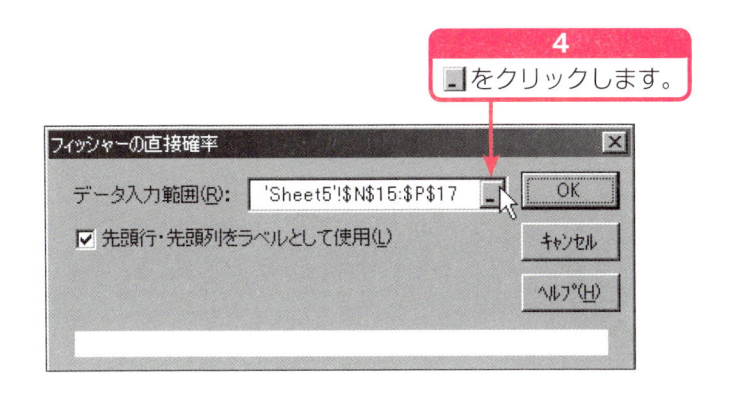

119

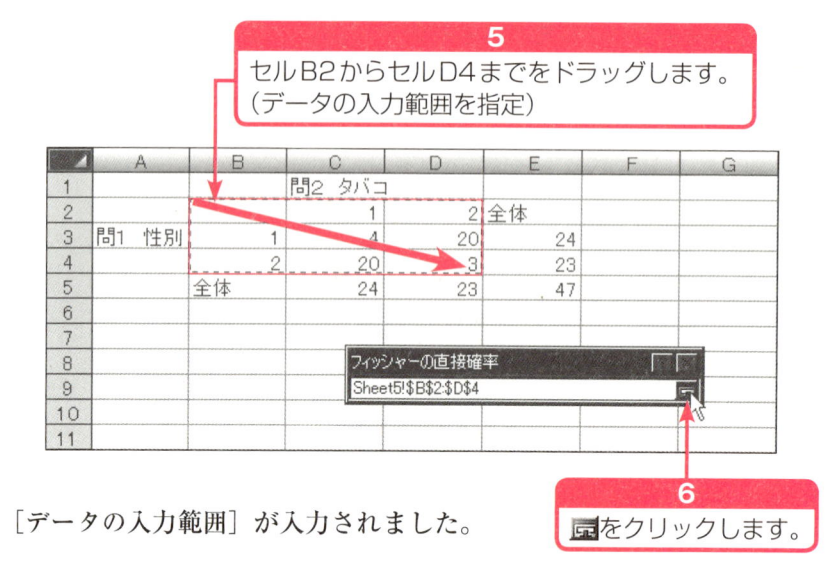

> **5**
> セルB2からセルD4までをドラッグします。
> （データの入力範囲を指定）

	A	B	C	D	E	F	G
1			問2	タバコ			
2			1	2	全体		
3	問1 性別	1	4	20	24		
4		2	20	3	23		
5		全体	24	23	47		
6							
7							
8				フィッシャーの直接確率			
9				Sheet5!$B$2:$D$4			
10							
11							

［データの入力範囲］が入力されました。

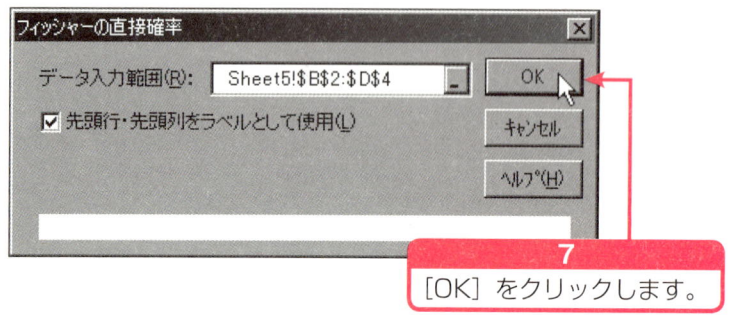

> **6**
> 🔲をクリックします。

フィッシャーの直接確率

データ入力範囲(R):　Sheet5!$B$2:$D$4　　OK

☑ 先頭行・先頭列をラベルとして使用(L)　　キャンセル

　　　　　　　　　　　　　　　　　　　　ヘルプ(H)

> **7**
> ［OK］をクリックします。

すると、以下の結果が出力されます。

フィッシャーの直接確率			
	1	2	
1	4	20	
2	20	3	
フィッシャーの直接確率		**:1%有意	*:5%有意
両側P値	0.0000	**	
片側P値	0.0000	**	
CramerのV	0.7029		

検定結果のP値をみると、両側P値が0.0000なっており、P＜0.01を示しています。よって、帰無仮説H_0は棄却されて対立仮説H_1が採択されます。つまり、男女の間には、タバコを吸う・吸わないの割合において高度な違いがあることがわかりました。

なお、片側P値は「男の方が喫煙率は高いか？」というような仮説の検証の場合に使用しますが、通常は両側P値を採用します（→101ページ）。

3 L×Mクロス集計表の検定

ここまで、名義尺度×名義尺度において質問の選択肢が2つ（2区分）の分析について説明してきました。これが3区分以上になっても、基本的な作業は同じです。ただし、3区分以上のクロス集計表（L×Mクロス集計表）を検定する場合は、**独立性の検定を行った上でクロス集計表の残差分析**を適用します。例題③は3区分以上の名義尺度×名義尺度の検定ですので、L×Mのクロス表に該当します。

例題3

●問6　現在行っている運動に○を付けてください。（○は1つ）
　　　1：通勤、通学や買い物などでよく歩くようにしている
　　　2：スポーツ施設に通っている
　　　3：ジョギングやウォーキングをしている
　　　4：体操などを自宅で行っている

●問9　当施設よりさし上げたパンフレットをお持ちですか。（○は1つ）
　　　1：持っている
　　　2：持っていない
　　　3：なくした
　　　4：もらっていない

No.	問6 運動	問9 パンフレット	No.	問6 運動	問9 パンフレット	No.	問6 運動	問9 パンフレット	No.	問6 運動	問9 パンフレット
1	1	1	16	2	2	31	3	1	46	3	4
2	1	1	17	2	2	32	3	2	47	4	1
3	1	1	18	2	2	33	3	2	48	4	1
4	1	1	19	2	2	34	3	2	49	4	1
5	1	1	20	2	2	35	3	2	50	4	2
6	1	1	21	2	2	36	3	3	51	4	2
7	1	2	22	2	2	37	3	3	52	4	3
8	1	2	23	2	2	38	3	3	53	4	3
9	1	3	24	2	2	39	3	3	54	4	4
10	1	3	25	2	2	40	3	3	55	4	4
11	1	3	26	2	3	41	3	3	56	4	4
12	1	4	27	2	3	42	3	3	57	4	4
13	1	4	28	2	4	43	3	3	58	4	4
14	2	1	29	2	4	44	3	4	59	4	4
15	2	1	30	3	1	45	3	4	60	4	4

問6と問9の関連性についての統計的仮説は、どのような感じになるでしょうか？

> 帰無仮説H_0：パンフレットの状況と行っている運動の割合には差がない。
> 対立仮説H_1：パンフレットの状況と行っている運動の割合には差がある。

この統計的仮説を判定するために、まずは独立性の検定で直接確率P値を求めます。今までと同じように、P＜0.05（P＜0.01）ならば、帰無仮説H_0を棄却して対立仮説H_1を採択します。

もし、対立仮説H_1が採択され場合は、パンフレットの状況と行っている運動に差があるということが証明されます。それが証明されれば、次に「パンフレットの状況と行っている運動にはどのような特徴があるのか」について残差分析を適用して検討を行います。

では、『エクセル統計』で実際に求めてみましょう。

5-1 クロス集計と検定

2 [基本統計量] を
クリックします。

1 [エクセル統計] のタブ
をクリックします。

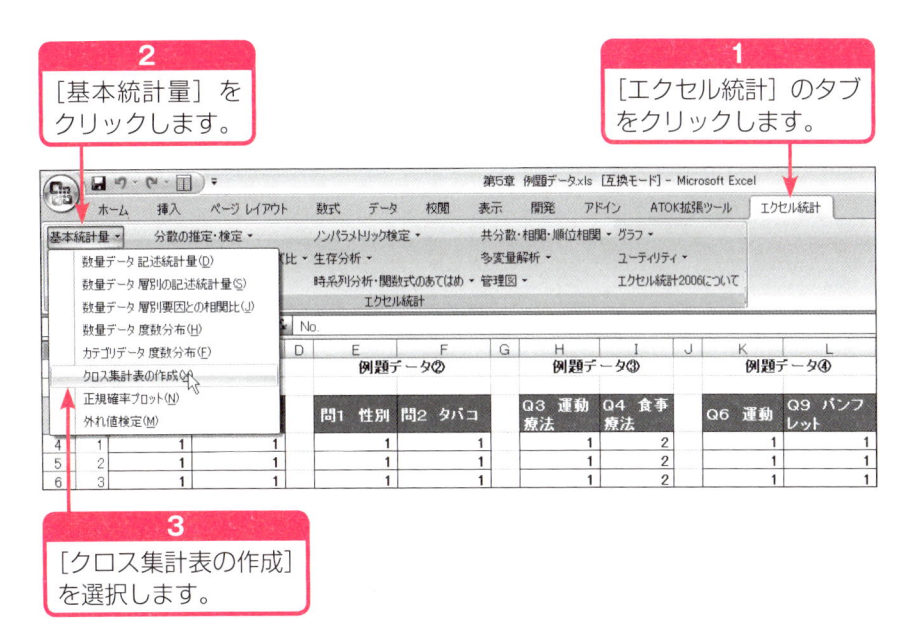

3 [クロス集計表の作成]
を選択します。

[クロス集計表の作成] のダイアログボックスが表示されます。

7 [検定] タブをク
リックします。

4 [表頭データ入力範囲] に「問
9 パンフレット」のセル全て
をドラッグ入力します。

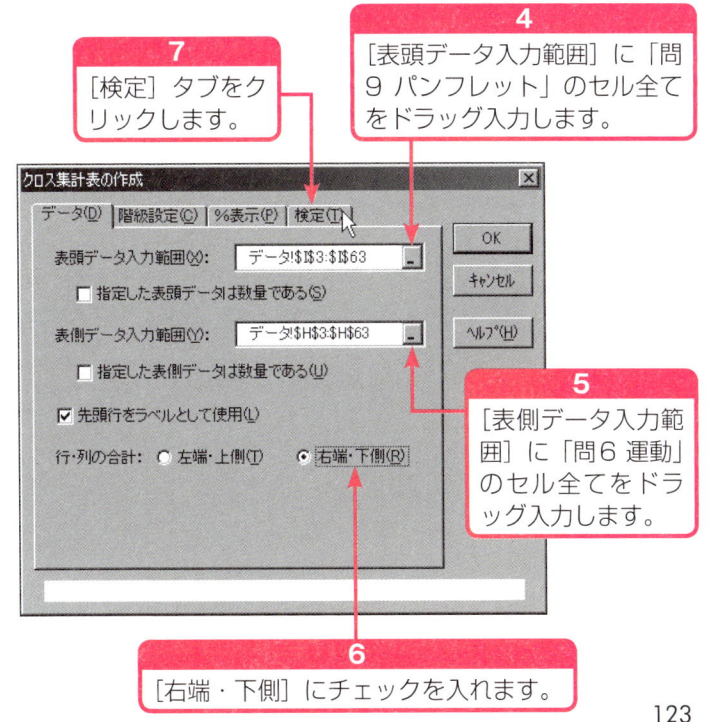

5 [表側データ入力範
囲] に「問6 運動」
のセル全てをドラ
ッグ入力します。

6 [右端・下側] にチェックを入れます。

［検定］タブの内容が表示されます。

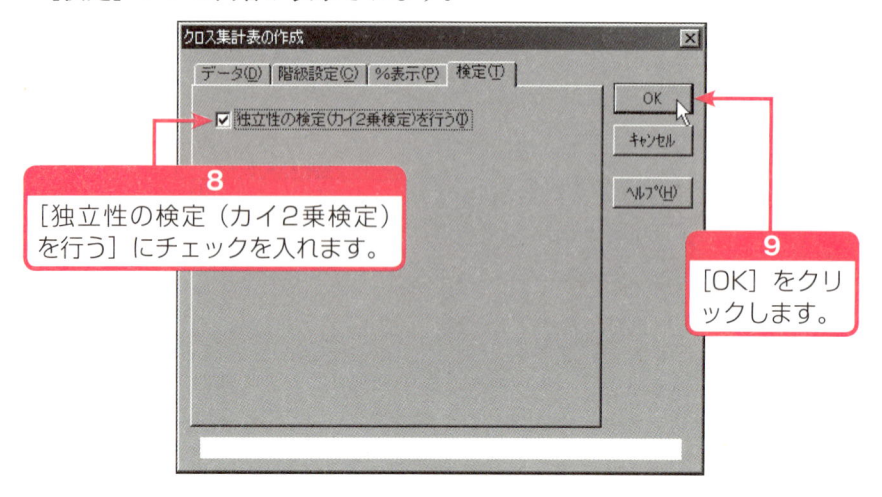

8
［独立性の検定（カイ2乗検定）を行う］にチェックを入れます。

9
［OK］をクリックします。

すると、結果が以下のように表示されます。

		問9 パンフレット				
		1	2	3	4	全体
問6 運動	1	6	2	3	2	13
	2	2	10	2	2	16
	3	2	4	8	3	17
	4	3	2	2	7	14
	全体	13	18	15	14	60

独立性の検定		**:1%有意 *:5%有意	
χ2乗値	自由度	P値	判定
23.5665	9	0.0050	**

独立性の検定結果をみると、P値は0.0050となっています。$P<0.01$であるので、帰無仮説H_0が棄却されH_1が採択されます。パンフレットの状況と運動の割合には、差があったわけです。

しかし、独立性の検定では、パンフレットの状況と運動の種類の傾向まではわかりません。それを把握するのが、**残差分析**です。

では、残差分析を行って関係性をみることにしましょう。

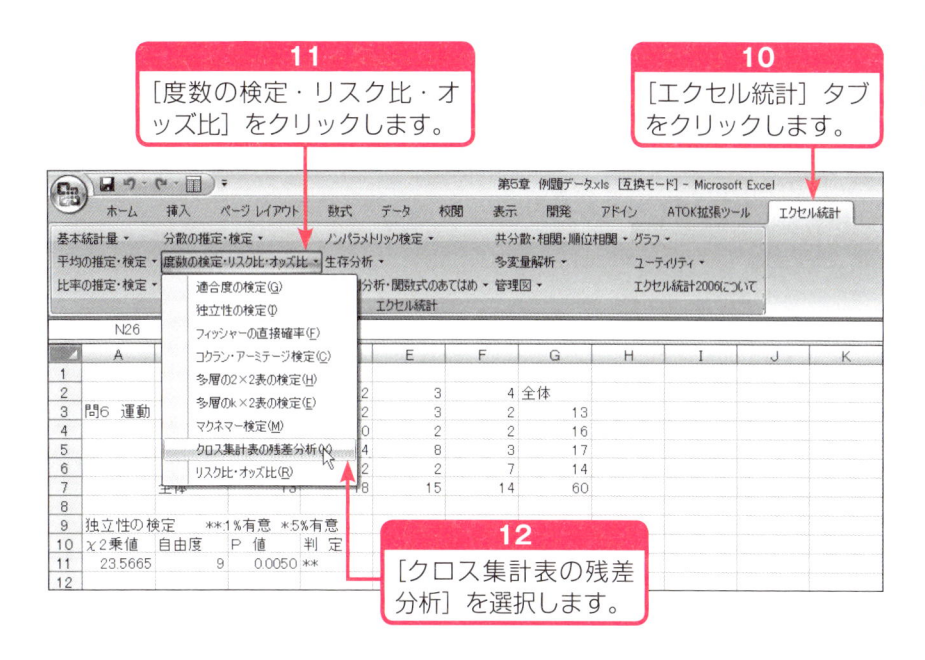

5-1 クロス集計と検定

10 [エクセル統計] タブをクリックします。

11 [度数の検定・リスク比・オッズ比] をクリックします。

12 [クロス集計表の残差分析] を選択します。

[クロス集計表の残差分析] のダイアログボックスが表示されます。

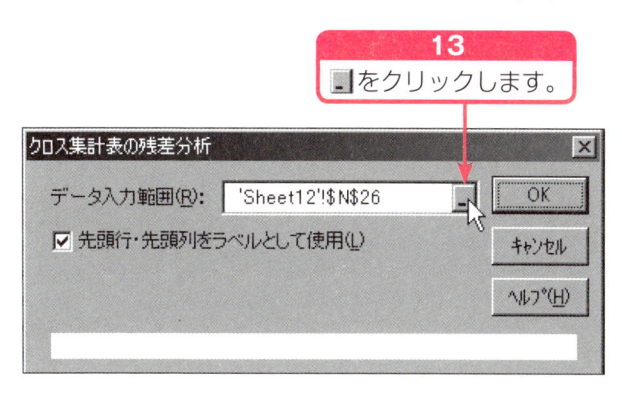

13 ▣をクリックします。

14
セルB2からセルF6までをドラッグします。（データ入力範囲を指定）

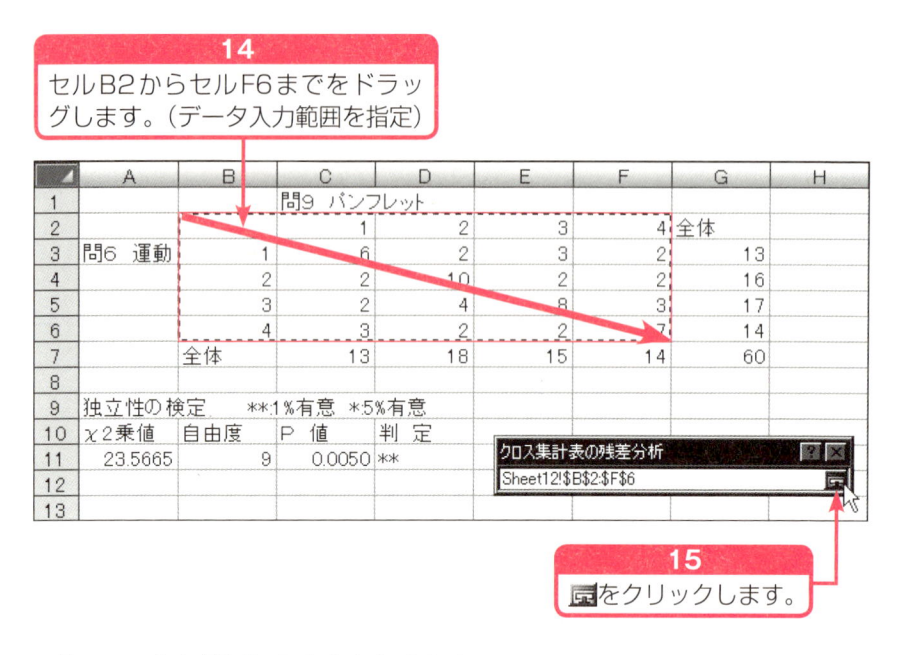

	A	B	C	D	E	F	G	H
1			問9	パンフレット				
2			1	2	3	4	全体	
3	問6 運動	1	6	2	3	2	13	
4		2	2	10	2	2	16	
5		3	2	4	8	3	17	
6		4	3	2	2	7	14	
7		全体	13	18	15	14	60	
8								
9	独立性の検定		**:1%有意	*:5%有意				
10	χ2乗値	自由度	P 値	判 定				
11	23.5665	9	0.0050	**				

クロス集計表の残差分析
Sheet12!$B$2:$F$6

15
■をクリックします。

［データ入力範囲］が入力されました。

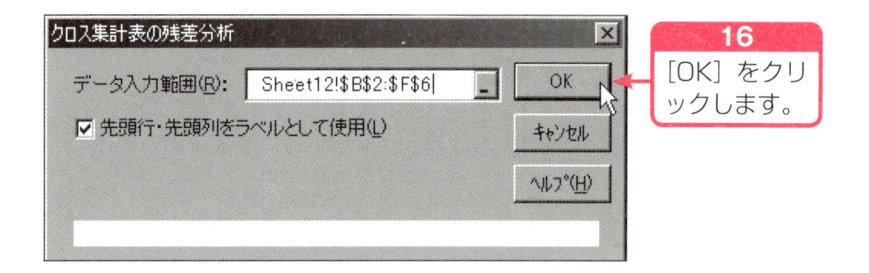

クロス集計表の残差分析
データ入力範囲(R): Sheet12!$B$2:$F$6
☑ 先頭行・先頭列をラベルとして使用(L)
OK
キャンセル
ヘルプ(H)

16
［OK］をクリックします。

すると、以下の分析結果が得られます。

クロス集計表の残差分析				
	1	2	3	4
1	6	2	3	2
2	2	10	2	2
3	2	4	8	3
4	3	2	2	7

クロス集計表の残差分析		ボールド:1%有意		色付のみ:5%有意	
	N	1	2	3	4
全体	60	21.7%	30.0%	25.0%	23.3%
1	13	46.2%	15.4%	23.1%	15.4%
2	16	12.5%	**62.5%**	12.5%	12.5%
3	17	11.8%	23.5%	47.1%	17.6%
4	14	21.4%	14.3%	14.3%	**50.0%**

　この残差分析をみると、パンフレットの状況と運動の種類の特徴が一目瞭然です。

・パンフレットを持っている人は、通勤、通学や買い物などでよく歩くようにしている。
・パンフレットを持っていない人は、スポーツ施設に通っている。
・パンフレットをなくした人は、ジョギングやウォーキングをしている。
・パンフレットをもらっていない人は、体操などを自宅で行っている。

という傾向があることがわかりました。

4 マクネマーの検定

　名義×名義において、対応ある2つの項目の比率を調べたい場合は**マクネマーの検定**を行います。ここで出てくる**対応**とはどういうことでしょうか？

　「対応」とは関連性のことです。「対応がない」とはそれぞれが独立していることを指します。たとえば、例題①の性別の場合、"男"と"女"には関連性はありません。よって、例題①のようなケースは「対応がない」というわけです。
　逆に、「対応がある」とは、群と群との間のデータにつながりがあることを指します。たとえば、研修会前後や術前術後といった場合は、"前""後"という2つの群にはつながりがあります。こうしたケースは「対応がある」となるわけです。同じ対象者に複数回調査したデータは対応がある、と考えるとわかりやすいかもしれません。

　独立性の検定の場合、帰無仮説 H_0 は「2つの項目間には関連がない」という設定がなされます。それに対しマクネマー検定の場合、帰無仮説 H_0 は「2つの項目の比率に差がない」と設定されます。
　では、例題④をみてみましょう。

例題4

●Q3　運動療法を行っていますか。
　　　　　　　　　1：行っていない　　2：行っている

●Q4　食事療法を行っていますか。
　　　　　　　　　1：行っていない　　2：行っている

No.	Q3 運動療法	Q4 食事療法	No.	Q3 運動療法	Q4 食事療法	No.	Q3 運動療法	Q4 食事療法	No.	Q3 運動療法	Q4 食事療法
1	1	1	16	2	2	31	1	2	46	1	2
2	1	2	17	2	2	32	1	2	47	1	2
3	1	2	18	2	2	33	1	2	48	1	2
4	1	2	19	2	2	34	1	2	49	1	2
5	1	2	20	2	2	35	1	2	50	1	2
6	1	2	21	2	2	36	1	1	51	2	2
7	1	1	22	2	2	37	1	1	52	2	2
8	1	1	23	2	2	38	1	1	53	2	2
9	1	1	24	2	2	39	1	1	54	2	2
10	1	1	25	2	2	40	1	1	55	2	2
11	2	1	26	2	2	41	1	1	56	2	2
12	2	1	27	2	2	42	1	1	57	2	2
13	2	1	28	2	2	43	1	1	58	2	2
14	2	1	29	2	2	44	1	1	59	2	2
15	2	1	30	2	2	45	1	1	60	2	2

　運動療法と食事療法の場合、両方を行いながら治療している人がいますので、互いの項目は独立ではありません。**対応あり**です。

　対応ありの項目は、いろいろなケースで発生します。たとえば、研修会の前・後におけるデータを調べる場合は、対応ありといえます。また、ベテランと新人の看護師が同じ患者を多数みて、その評価に違いがあるかどうかを調べる場合も、対応があることからマクネマー検定が適用されます。

　では、例題④を分析してみることにしましょう。この場合の統計的仮説は、どのように設定されるでしょうか？

帰無仮説H_0：運動療法と食事療法を行っている人の割合に差がない。
対立仮説H_1：運動療法と食事療法を行っている人の割合に差がある。

　マクネマー検定で直接確率P値を求め、$P<0.05$（$P<0.01$）ならば、帰無仮説を棄却して対立仮説を採択します。

手順としては、まずクロス集計表を作成します。クロス集計表はピボットテーブルで作成しても構いませんし、本章の手順でも大丈夫です。作成された表は以下のようになります。

		Q3 運動療法		
		1	2	全体
Q4 食事療法	1	15	5	20
	2	15	25	40
	全体	30	30	60

　このクロス集計表に、マクネマー検定を適応します。

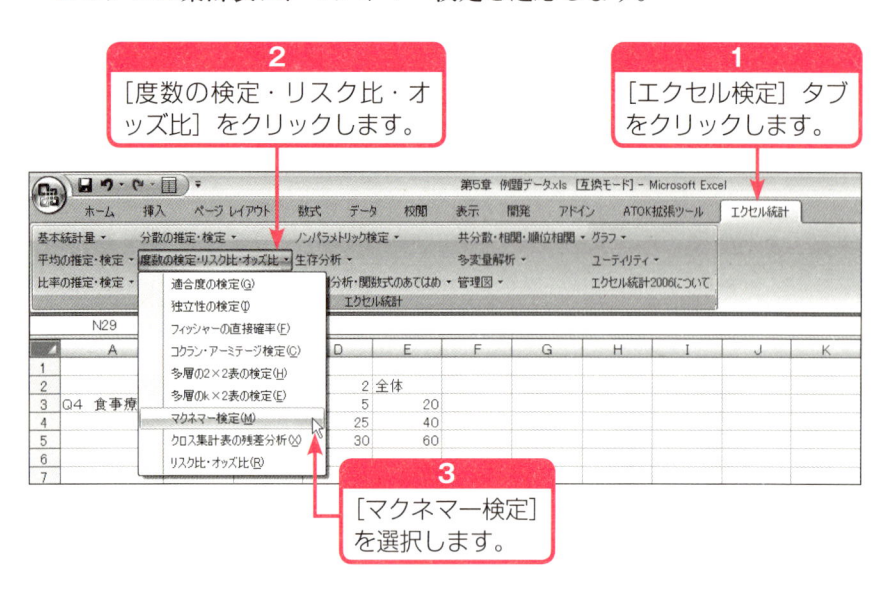

1 ［エクセル検定］タブをクリックします。

2 ［度数の検定・リスク比・オッズ比］をクリックします。

3 ［マクネマー検定］を選択します。

［マクネマー検定］のダイアログボックスが表示されます。

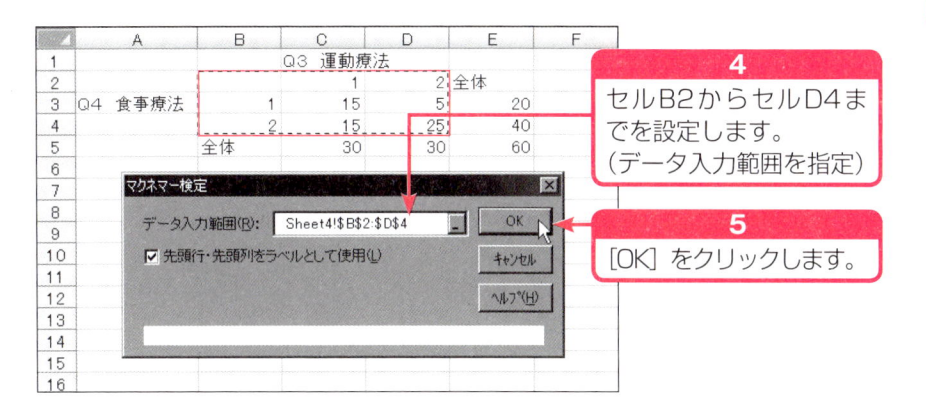

4 セルB2からセルD4までを設定します。（データ入力範囲を指定）

5 ［OK］をクリックします。

すると、以下の結果が出力されます。

マクネマー検定			
		1	2
1	15	5	
2	15	25	
マクネマー検定		**:1%有意	*:5%有意
χ^2乗値	自由度	P 値	判 定
4.0500	1	0.0442	*

検定結果のP値をみると、P値が0.0442となっています。P＜0.05なので、帰無仮説H_0が棄却されます。つまり、運動療法と食事療法を行っている人の割合には差があることがわかりました。

5-2 相関係数ってなに？

＋1.00〜−1.00で知る互いの関係性

1 関係性を知る指標

2つの項目が以下のような組み合わせの関係性を調べたい場合は、**相関係数**を算出して分析を行います。

> ①量的データ×量的データ（間隔or比例尺度×間隔or比例尺度）
> ②順序尺度×順序尺度

①の場合は、**ピアソンの相関係数（r：アール）と検定**が適用され、②の場合は、**スピアマンの順位相関係数（ρ：ロー）と検定**と**ケンドールの順位相関係数（τ：タウ）と検定**が用いられます。なお、②に関しては、本書ではスピアマンの順位相関係数に絞って説明します。

2 相関係数をもう少し詳しく――スピアマンの相関係数を例に

スピアマンの相関係数（r）は、−1から＋1の間の数値で算出されます。＋1に近いときは「2つの項目には正の相関がある（正比例）」といい、−1に近ければ「負の相関がある（反比例）」といいます。rが0のときは「無相関（全く関係がない）」といいます。

5-2 相関係数ってなに？

よりわかりやすくするために、具体例を挙げてみましょう。

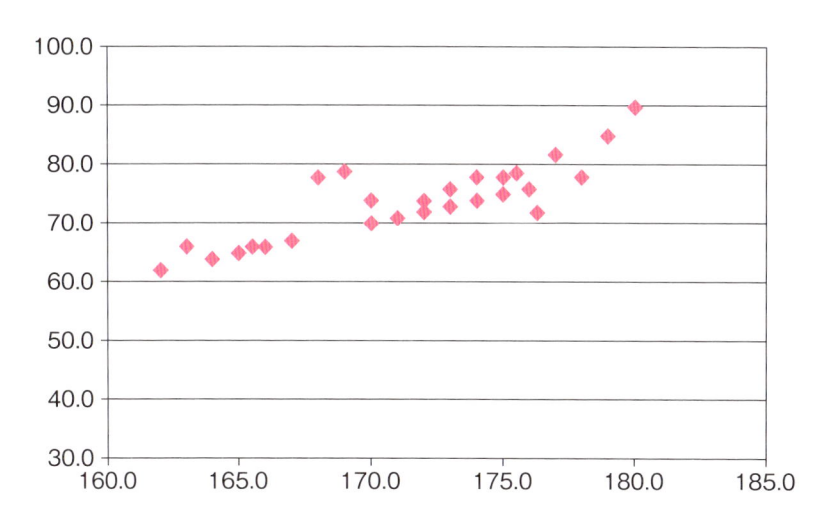

この散布図の場合、Xが増加するとYも増加する傾向があることがわかります。グラフ中の点が右肩上がりの直線に近いので、正の相関がありそうです。Rは＋1に近くなるはずです。

逆に、右肩下がりの直線に近くなると負の相関となり、Rは－1に近づきます。もし、グラフ中の点が円に近くなる（たとえばどこかに密集している）と、相関関係はあまりないので、rは0に近くなります。

このように、rは相関の強さを示します。しかし、＋1にどこまで近ければ正の相関があるのか、これではよくわかりません。そこで、次の基準で判断していきます。

相関係数の絶対値	解釈と表現
+0.75 〜 +1.00	強い正の相関がある
+0.50 〜 +0.75	かなり強い正の相関がある
+0.25 〜 +0.50	やや正の相関がある
0.00 〜 ±0.25	ほとんど相関がない
−0.25 〜 −0.50	やや負の相関がある
−0.50 〜 −0.75	かなり強い負の相関がある
−0.75 〜 −1.00	強い負の相関がある

　この基準は、データの数が多ければ多いほど確かなものになりますが、データの数が少ない場合はこのようにいえない可能性もあります。そこで、算出された相関係数から**母相関係数**（もっと多くのデータから得られるはずの相関係数）を推定し、検定にかけることで、統計的に無相関であるかどうかを分析します。

　ところで、ここで注意すべき点が1つあります。それは**疑似相関**というものです。相関係数は2つの項目の関係を数値で表しているにすぎません。相関関係があるからといって、2つの項目の因果関係を保証するものではないのです。たとえば、ピーマンの値段が上がっているときはナスの

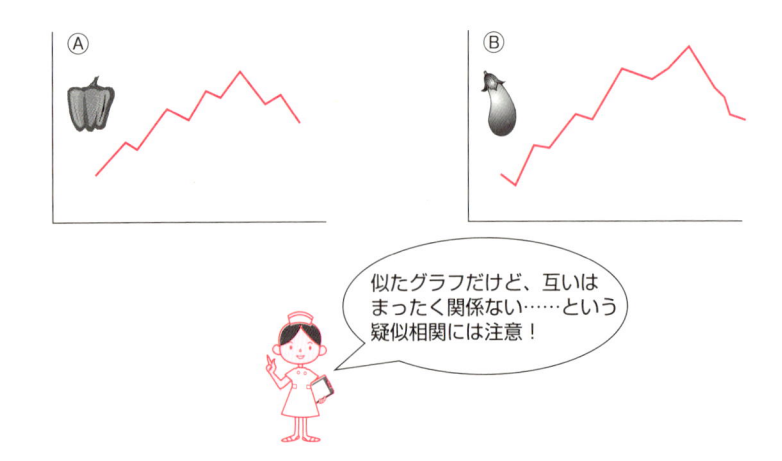

Ⓐ

Ⓑ

似たグラフだけど、互いはまったく関係ない……という疑似相関には注意！

値段も上がる傾向があります。なので、この2つの値段には正の相関が成り立ちます。しかし、ピーマンの値段がナスの値段を高騰させる原因になっているかというと、そんなことはありません。原因は天候ですね。

　このような"見せかけの関係"を疑似相関といいますが、データには往々にして疑似相関が混じってきます。したがって、2つの項目間の関係を考察するときは、慎重を期する必要があります。

5-3 相関係数と検定
量的×量的や順序×順序 にはこの分析

1 ピアソンの相関係数と検定

　ピアソンの相関係数は、量的データ（間隔尺度と比例尺度）と量的データの関係を検討するための方法で、相関係数を算出した後、相関が0であるかどうかの検定を行います。
　では、例題⑤で実際の作業を行ってみましょう。

例題5

●問3　あなたの身長をお答えください。（　　.　　）センチメートル

●問4　現在の体重をお答えください。　　（　　.　　）キログラム

No.	問3 身長	問4 体重	No.	問3 身長	問4 体重	No.	問3 身長	問4 体重	No.	問3 身長	問4 体重
1	162.0	62.0	16	173.0	76.0	31	158.0	52.2	46	165.0	58.5
2	163.0	66.0	17	173.0	73.0	32	158.4	53.0	47	165.4	58.9
3	164.0	64.0	18	174.0	78.0	33	159.0	53.1	48	166.0	59.4
4	165.0	65.0	19	174.0	74.0	34	159.4	53.5	49	166.4	59.8
5	165.5	66.0	20	175.0	78.0	35	160.0	54.0	50	167.0	60.3
6	166.0	66.0	21	175.0	75.0	36	160.4	54.4	51	167.4	60.7
7	167.0	67.0	22	175.5	78.8	37	161.0	54.9	52	168.0	61.2
8	168.0	78.0	23	176.0	76.0	38	161.4	55.3	53	168.4	61.6
9	169.0	79.0	24	176.3	72.0	39	162.0	55.8	54	169.0	62.1
10	170.0	70.0	25	177.0	82.0	40	162.4	56.2	55	169.4	62.5
11	170.0	74.0	26	178.0	78.0	41	163.0	58.0	56	170.0	63.0
12	171.0	71.0	27	179.0	85.0	42	163.0	56.7	57	170.4	63.4
13	171.0	71.0	28	180.0	90.0	43	163.4	57.1	58	171.0	63.9
14	172.0	72.0	29	181.0	81.0	44	164.0	57.6	59	171.4	64.3
15	172.0	74.0	30	182.0	82.0	45	164.4	58.0	60	172.0	64.8

5-3 相関係数と検定

この場合の統計的仮説は、このような感じになります。

帰無仮説 H_0：母相関係数は0である。
対立仮説 H_1：母相関係数は0ではない。

統計的仮説に関して直接確率P値を求めます。P＜0.05（P＜0.01）ならば、帰無仮説 H_0 を棄却して対立仮説 H_1 を採択します。

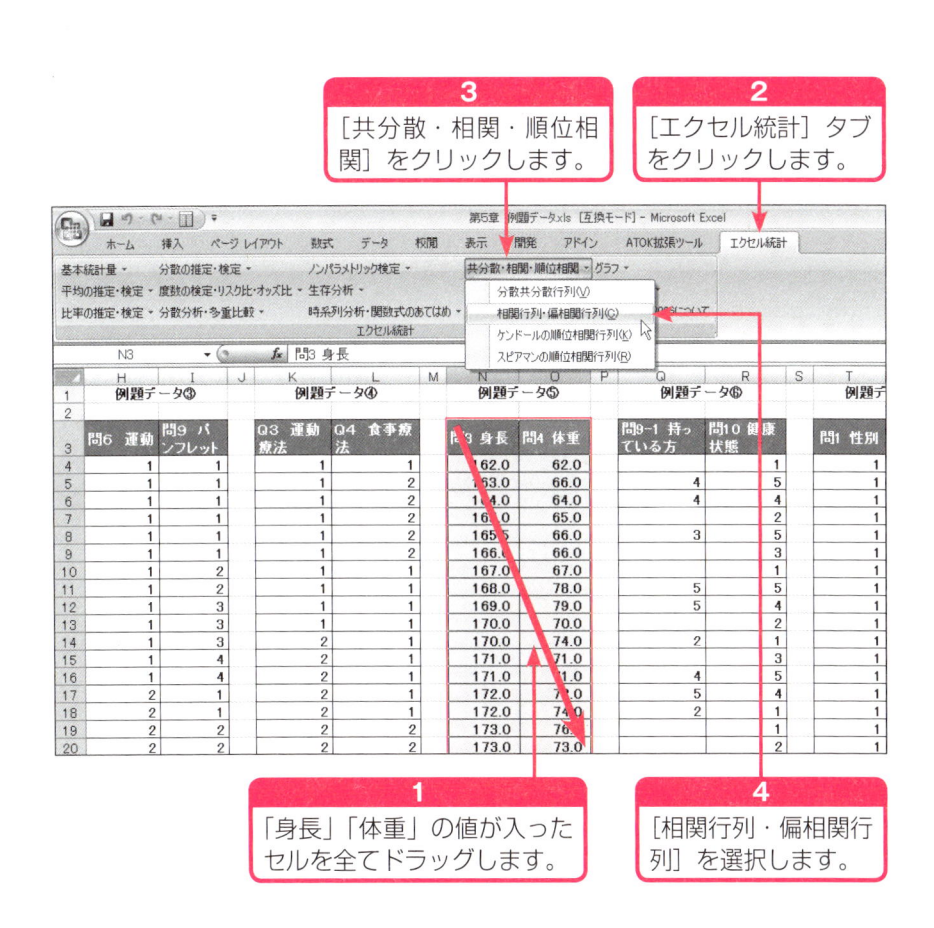

3 ［共分散・相関・順位相関］をクリックします。

2 ［エクセル統計］タブをクリックします。

1 「身長」「体重」の値が入ったセルを全てドラッグします。

4 ［相関行列・偏相関行列］を選択します。

［相関行列・偏相関行列］のダイアログボックスが表示されます。

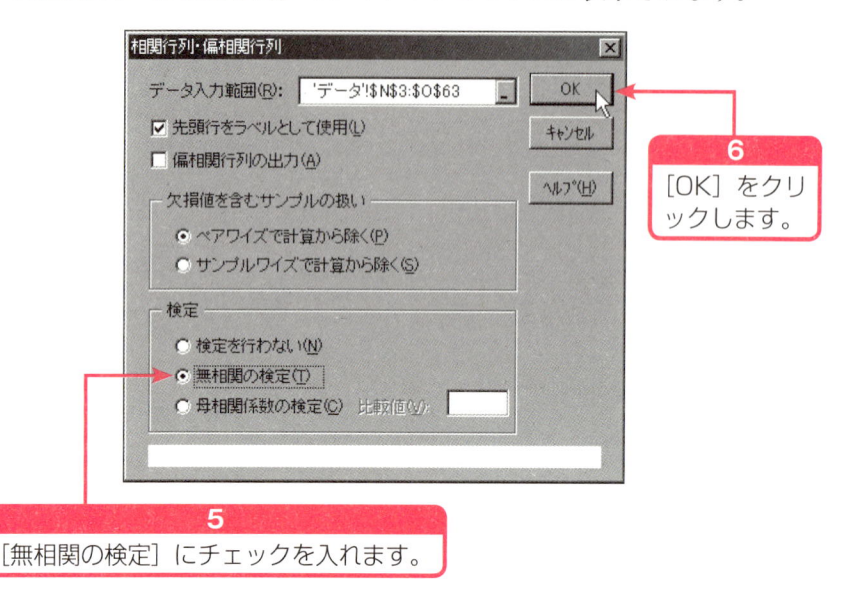

5 ［無相関の検定］にチェックを入れます。

6 ［OK］をクリックします。

すると、以下の結果が出力されます。

単相関	問3 身長	問4 体重
問3 身長	1.0000	0.8992
問4 体重	0.8992	1.0000

無相関の検定　［上三角:P値／下三角:判定(*:5% **:1%)］		
	問3 身長	問4 体重
問3 身長	−	0.0000
問4 体重	**	−

n	問3 身長	問4 体重
問3 身長	−	
問4 体重	60	−

　まず単相関をみてみましょう。身長と体重の相関係数rは0.8992です。したがって、身長と体重との間には「強い正の相関がある」ことがわかりました。単相関では0.8992が2つ出力されていますが、これは問3から問4をみた場合と、問4から問3をみた場合であり、まったく同じものです。

次に無相関の検定をみてみます。P値が0.0000であるので、危険率1%で帰無仮説H_0が棄却されます。つまり、危険率1%で母相関計数は0（無相関）ではないことがわかりました。

なお、無相関の検定では0.0000と＊＊が表示されています。これはどういうことかというと、P＜0.01のことを記号で＊＊で表示しているだけで、意味はまったく同じです。

2 スピアマンの順位相関係数

スピアマンの順位相関係数は、順序尺度×順序尺度のデータの相関を求める場合に適用します。では、例題⑥をみてみましょう。

例題6

● 問9-1　問9で 1：持っている と答えた方にお聞きします。
　　　　　食事をするときに、お持ちのパンフレットの内容を参考にしていますか？
　　　　　　　1：参考にしていない
　　　　　　　2：あまり参考にしていない
　　　　　　　3：どちらでもない
　　　　　　　4：少し参考にしている
　　　　　　　5：おおいに参考にしている

● 問10　現在の健康状態をおききします。　（○は1つ）
　　　　　　　1：不満
　　　　　　　2：やや不満
　　　　　　　3：どちらでもない
　　　　　　　4：やや満足
　　　　　　　5：満足

No.	問9-1 持って いる方	問10 健康 状態	No.	問9-1 持って いる方	問10 健康 状態	No.	問9-1 持って いる方	問10 健康 状態	No.	問9-1 持って いる方	問10 健康 状態
1		1	16		1	31	4	5	46		3
2	4	5	17		2	32	4	5	47		1
3	4	4	18	5	5	33	3	5	48		2
4		2	19	3	3	34	2	2	49		3
5	3	5	20		3	35	1	2	50	4	5
6		3	21	3	4	36		3	51	4	4
7		1	22		1	37		1	52	3	5
8	5	5	23	3	2	38		2	53	3	5
9	5	4	24	5	4	39	4	5	54		1
10		2	25	5	3	40	4	5	55		2
11	2	1	26	5	4	41	3	5	56	2	4
12		3	27	5	5	42	4	4	57	4	5
13	4	5	28		2	43	3	3	58	4	5
14	5	4	29	5	3	44	2	3	59	3	5
15	2	1	30	5	5	45	4	5	60	3	4

　順序尺度×順序尺度の分析も、手順は量的データ×量的データの分析と同じです。まず2つの項目の相関係数を算出し、統計的仮説の検定を行います。

　ここでの統計的仮説は、どのような感じになるでしょうか？

帰無仮説H_0：母相関係数は0である。
対立仮説H_1：母相関係数は0ではない。

　統計的仮説に関して直接確率P値を求めます。$P < 0.05$（$P < 0.01$）ならば、帰無仮説H_0を棄却して対立仮説H_1を採択します。

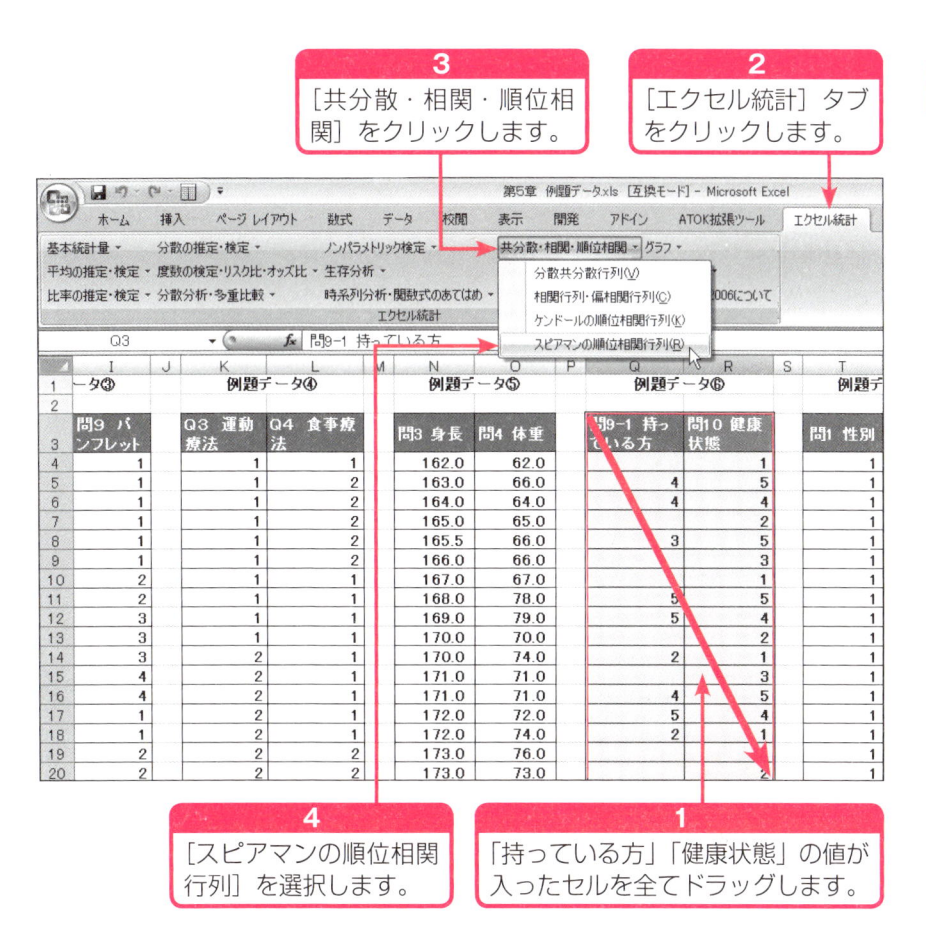

5-3 相関係数と検定

3
[共分散・相関・順位相関]をクリックします。

2
[エクセル統計]タブをクリックします。

4
[スピアマンの順位相関行列]を選択します。

1
「持っている方」「健康状態」の値が入ったセルを全てドラッグします。

[スピアマンの順位相関行列]のダイアログボックスが表示されます。

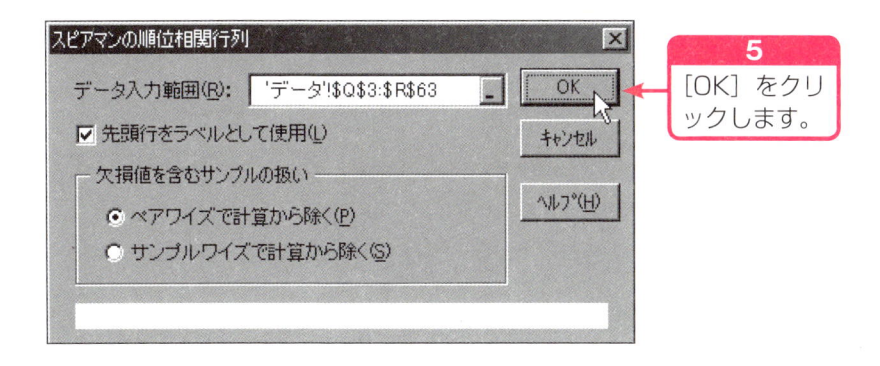

5
[OK]をクリックします。

すると、以下のように結果が出力されます。

スピアマンの順位相関行列	問9-1 持っている方	問10 健康状態
問9-1 持っている方	1.0000	0.3492
問10 健康状態	0.3492	1.0000

順位相関係数の検定　[上三角:P値／下三角:判定(*:5% **:1%)]		
	問9-1 持っている方	問10 健康状態
問9-1 持っている方	−	0.0272
問10 健康状態	*	−

n	問9-1 持っている方	問10 健康状態
問9-1 持っている方	−	
問10 健康状態	40	−

　まず、スピアマンの順位相関行列をみてみましょう。順位相関係数 ρ は0.3492です。したがって、問9−1と問10には「やや正の相関がある」ことがわかりました。

　次に、順位相関係数の検定をみてみます。これは、無相関の検定と考えて下さい。結果は、P＝0.0272です。P＜0.05であることから、危険率5%で帰無仮説 H_0 が棄却されました。つまり、「問9−1 持っている方」と「問10 健康状態」の母相関係数にも、やや正の相関があることがわかりました。

　なお、順位相関係数の検定には＊という記号が示されています。これは、P＜0.05のことを＊で表示しているだけです。

コラム 「社会調査」と「質問紙調査」ってなに？

　アンケート用紙を使用して行われる調査には、社会学の分野で行われている**社会調査**と、心理学の分野で行われている**質問紙調査**があります。学問の分野が違うことから想像できるとおり、社会調査と質問紙調査は扱う対象が異なります。

　社会学の分野では、世論調査や国勢調査など、人間の意識や行動を対象にして社会調査が行われることが多いのが特徴です。それに対し、心理学の分野では、死生観や看護感など、人間の心や内面を対象に質問紙調査が行われます。

　これを看護関連に置き換えてみるとどうでしょう。「入院患者の満足度には性差があるか？」などの仮説の検証を行うような調査の場合は、社会学的（社会調査）になります。一方、「患者の死生観」や「看護師の看護感」に関する研究のような抽象的なテーマについては、その背景にある因子を探索・構造化していくような場合は、心理学的（質問紙調査）な研究の対象になります。

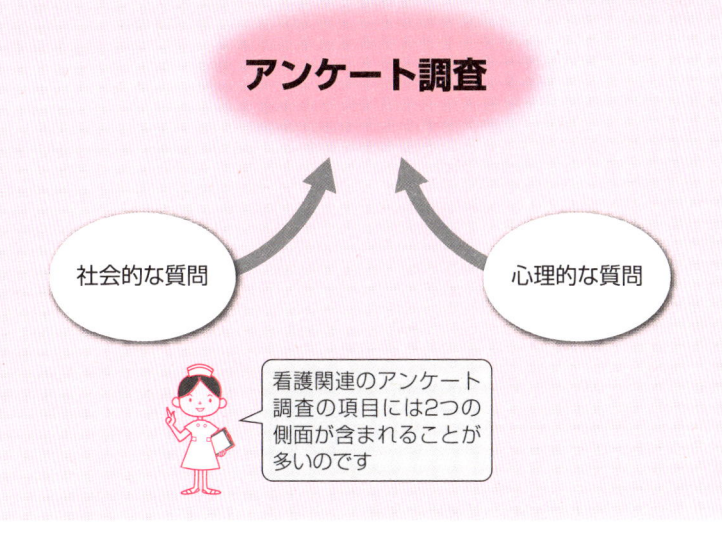

アンケート調査

社会的な質問 　　心理的な質問

看護関連のアンケート調査の項目には2つの側面が含まれることが多いのです

5-4 2群の差の検定
群と群との差を調べたいときはこの分析

1 2群の平均値の差の検定（対応がない場合）

　対応がない場合の2群における量的データの差を調べるときは、**対応のない2群の差の検定**を適用します。
　ここに出てきた「群」とはどういうことでしょうか？「群」とは、読んで字の如く"むれ"であり、グループのことを指します。2群とは「グループが2つある」ことです。例題⑦をみてみましょう。

例題7

●問1　性別をお聞きします。　　1：男　　2：女
●問3　あなたの身長をお答えください。（　　．　）センチメートル

No.	問1 性別	問3 身長	No.	問1 性別	問3 身長	No.	問1 性別	問3 身長	No.	問1 性別	問3 身長
1	1	162.0	16	1	173.0	31	2	158.0	46	2	165.0
2	1	163.0	17	1	173.0	32	2	158.4	47	2	165.4
3	1	164.0	18	1	174.0	33	2	159.0	48	2	166.0
4	1	165.0	19	1	174.0	34	2	159.4	49	2	166.4
5	1	165.5	20	1	175.0	35	2	160.0	50	2	167.0
6	1	166.0	21	1	175.0	36	2	160.4	51	2	167.4
7	1	167.0	22	1	175.5	37	2	161.0	52	2	168.0
8	1	168.0	23	1	176.0	38	2	161.4	53	2	168.4
9	1	169.0	24	1	176.3	39	2	162.0	54	2	169.0
10	1	170.0	25	1	177.0	40	2	162.4	55	2	169.4
11	1	170.0	26	1	178.0	41	2	163.0	56	2	170.0
12	1	171.0	27	1	179.0	42	2	163.0	57	2	170.4
13	1	171.0	28	1	180.0	43	2	163.4	58	2	171.0
14	1	172.0	29	1	181.0	44	2	164.0	59	2	171.4
15	1	172.0	30	1	182.0	45	2	164.4	60	2	172.0

この2項目を分析する場合、"男""女"という2つのグループの身長を調べることになります。よって「2群」となります。

では、実際に例題データ⑥を使って、対応のない2群の平均値の差の検定を行いましょう。手順としては、いつもと同じように統計的仮説の設定から始まります。この表の統計的仮説はどのようになるでしょうか？

> 帰無仮説H_0：男と女で平均身長には差がない。
> 対立仮説H_1：男と女で平均身長には差がある。

統計的仮説に関して直接確率P値を求めます。$P<0.05$（$P<0.01$）ならば、帰無仮説H_0を棄却して対立仮説H_1を採択します。

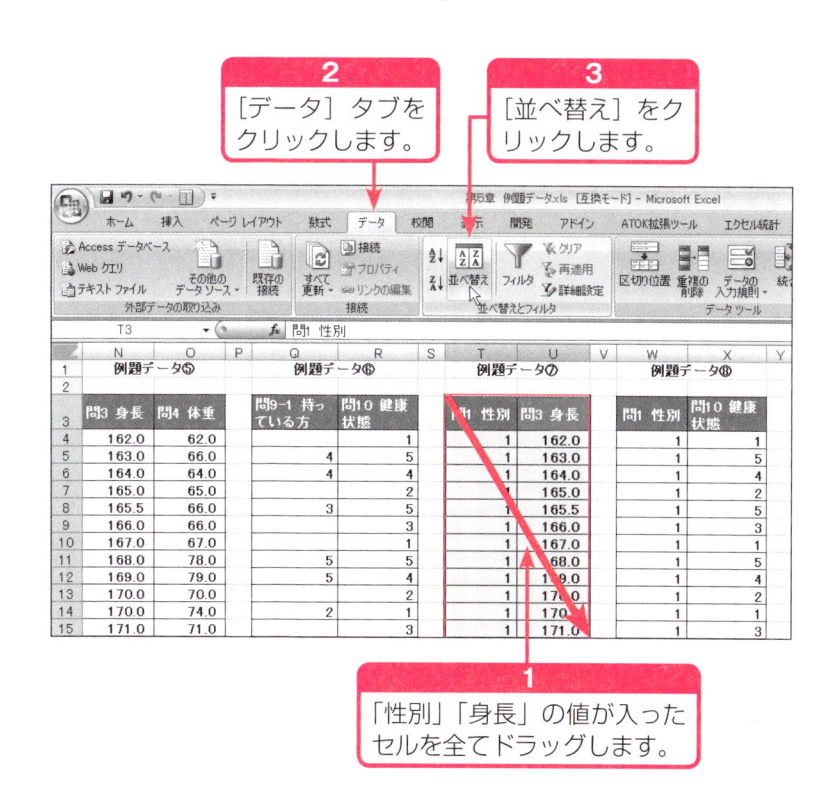

［並べ替え］のダイアログボックスが表示されます。

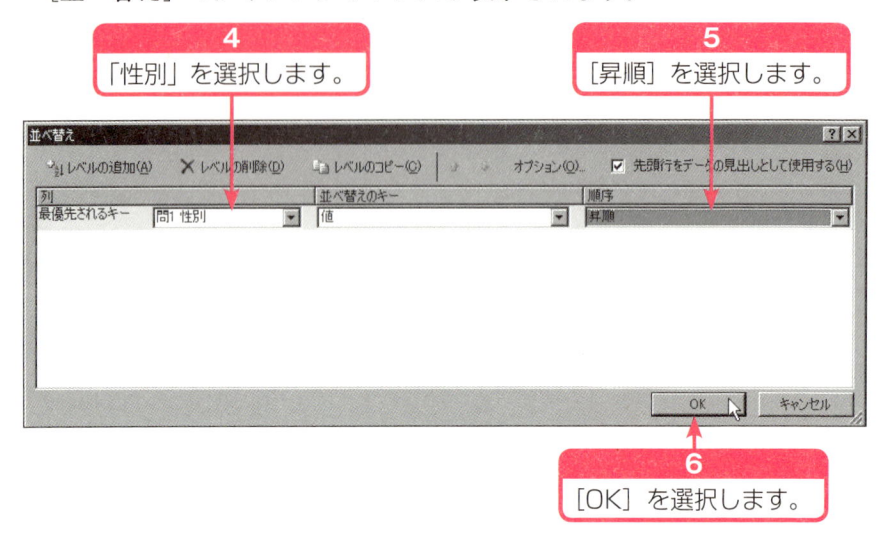

4 「性別」を選択します。

5 ［昇順］を選択します。

6 ［OK］を選択します。

すると、男（1）と女（2）でデータが並び替わります。

No.	問1 性別	問3 身長	No.	問1 性別	問3 身長	No.	問1 性別	問3 身長	No.	問1 性別	問3 身長
1	1	162.0	16	1	173.0	31	2	158.0	46	2	165.0
2	1	163.0	17	1	173.0	32	2	158.4	47	2	165.4
3	1	164.0	18	1	174.0	33	2	159.0	48	2	166.0
4	1	165.0	19	1	174.0	34	2	159.4	49	2	166.4
5	1	165.5	20	1	175.0	35	2	160.0	50	2	167.0
6	1	166.0	21	1	175.0	36	2	160.4	51	2	167.4
7	1	167.0	22	1	175.5	37	2	161.0	52	2	168.0
8	1	168.0	23	1	176.0	38	2	161.4	53	2	168.4
9	1	169.0	24	1	176.3	39	2	162.0	54	2	169.0
10	1	170.0	25	1	177.0	40	2	162.4	55	2	169.4
11	1	170.0	26	1	178.0	41	2	163.0	56	2	170.0
12	1	171.0	27	1	179.0	42	2	163.0	57	2	170.4
13	1	171.0	28	1	180.0	43	2	163.4	58	2	171.0
14	1	172.0	29	1	181.0	44	2	164.0	59	2	171.4
15	1	172.0	30	1	182.0	45	2	164.4	60	2	172.0

※紙面の都合上、横に並べて掲載していますが、実際はタテ1列の表です。

並び替えられたデータから、［コピー］［貼り付け］を実行して、新しいシートに男女別の2列の表を作成します。すると、次のような表が完成します。

5-4 2群の差の検定

No.	身長(男)	身長(女)	No.	身長(男)	身長(女)	No.	身長(男)	身長(女)
1	162.0	158.0	11	170.0	163.0	21	175.0	167.4
2	163.0	158.4	12	171.0	163.0	22	175.5	168.0
3	164.0	159.0	13	171.0	163.4	23	176.0	168.4
4	165.0	159.4	14	172.0	164.0	24	176.3	169.0
5	165.5	160.0	15	172.0	164.4	25	177.0	169.4
6	166.0	160.4	16	173.0	165.0	26	178.0	170.0
7	167.0	161.0	17	173.0	165.4	27	179.0	170.4
8	168.0	161.4	18	174.0	166.0	28	180.0	171.0
9	169.0	162.0	19	174.0	166.4	29	181.0	171.4
10	170.0	162.4	20	175.0	167.0	30	182.0	172.0

この表を使って、分析を進めていきます。

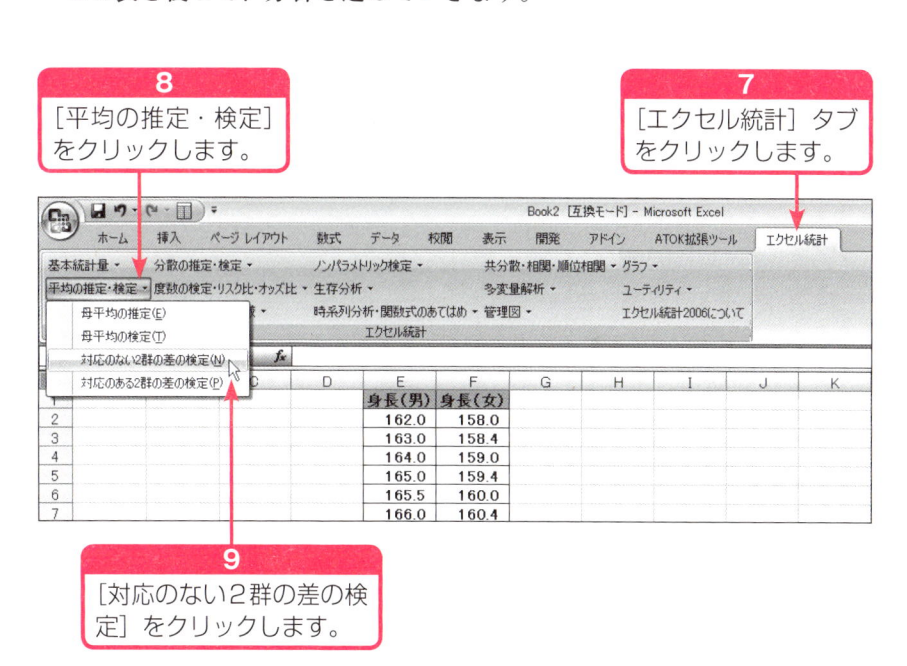

7 ［エクセル統計］タブをクリックします。

8 ［平均の推定・検定］をクリックします。

9 ［対応のない2群の差の検定］をクリックします。

［2群の母平均の差の検定：対応のない場合］のダイアログボックスが表示されます。

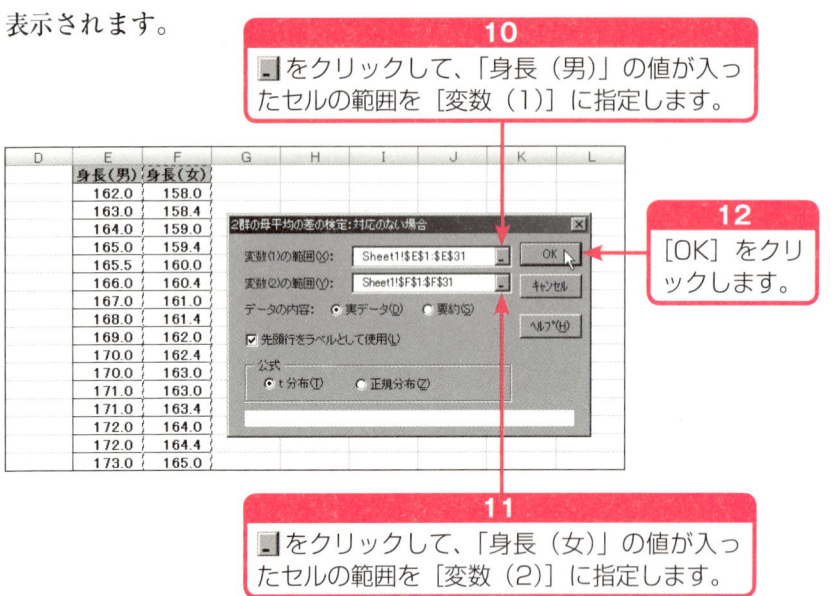

10 ■をクリックして、「身長（男）」の値が入ったセルの範囲を［変数（1）］に指定します。

12 ［OK］をクリックします。

11 ■をクリックして、「身長（女）」の値が入ったセルの範囲を［変数（2）］に指定します。

すると、以下のように結果が出力されます。

2群の母平均の差の検定：対応のない場合			
変　数	身長(男)	身長(女)	差
サンプル数	30	30	
平均値	172.1433	164.8867	7.256667
不偏分散	29.70254	17.62947	
標本標準偏差	5.450004	4.198746	1.251257

等分散性の検定	
統計量:F	1.684823
自由度1	29
自由度2	29
P　値	0.1661

T検定			T検定(Welchの方法)		
統計量:t	5.777239		統計量:t	5.777239	
自由度	58		自由度	54.45694	
両側P値	0.0000	**	両側P値	0.0000	**
片側P値	0.0000	**	片側P値	0.0000	**

分析結果を判断するには、まず等分散の検定のP値に着目します。等分散の検定のP値がP＞0.05であるならT検定のP値をみます。等分散の検定のP値がP＜0.05であるならT検定（Welchの方法）のP値をみます。

この分析結果では、等分散の検定のP値は0.1661です。P＞0.05なので、T検定をみます。

T検定の両側P値をみると0.0000です。P＜0.01なことから、帰無仮説H_0が棄却されます。つまり危険率1％で、男女の平均身長には差があることがわかりました。

2 2群の平均値の差の検定（対応がある場合）

研修参加前後の成績のような、対応がある2群における量的データの差を分析するには、**対応ある2群の差の検定**を適用します。

この検定には注意すべき点が1つあります。前に、「対応ありとは、同じ対象者に複数回調査したデータと考えるとわかりやすい」と述べましたが、この検定を適用する条件として、**複数回の調査内容が一致していなければなりません**。極端な例を挙げると、術前術後で同じ血糖値データであればOKですが、術前に血圧のデータを使って術後に血糖値のデータを使ってはダメということです。

では、例題⑧をみてみましょう。運動療法実施前と後で、同じ体重のデータを使っているので、2群の平均値の差の検定が適用できます。

例題8

●問4　運動療法実施前の体重をお答えください。
　　　　　　　　　　　　　　　　（　　．　　）キログラム

●問4－1　運動療法実施後の体重をお答えください。
　　　　　　　　　　　　　　　　（　　．　　）キログラム

No.	問4 運動療法前体重	問4-1 運動療法後体重	No.	問4 運動療法前体重	問4-1 運動療法後体重	No.	問4 運動療法前体重	問4-1 運動療法後体重	No.	問4 運動療法前体重	問4-1 運動療法後体重
1	62.0	62.0	16	76.0	76.0	31	52.2	52.2	46	58.5	56.0
2	66.0	66.0	17	73.0	73.0	32	53.0	53.0	47	58.9	58.0
3	64.0	64.0	18	78.0	78.0	33	53.1	53.1	48	59.4	59.4
4	65.0	65.0	19	74.0	74.0	34	53.5	55.0	49	59.8	59.0
5	66.0	66.0	20	78.0	78.0	35	54.0	54.0	50	60.3	60.3
6	66.0	66.0	21	75.0	75.0	36	54.4	56.0	51	60.7	60.7
7	67.0	67.0	22	78.8	78.8	37	54.9	54.0	52	61.2	61.2
8	78.0	78.0	23	76.0	76.0	38	55.3	55.3	53	61.6	63.0
9	79.0	79.0	24	72.0	74.0	39	55.8	55.8	54	62.1	62.1
10	70.0	70.0	25	82.0	82.0	40	56.2	56.2	55	62.5	62.5
11	74.0	74.0	26	78.0	79.5	41	58.0	58.0	56	63.0	63.0
12	71.0	71.0	27	85.0	85.0	42	56.7	56.7	57	63.4	63.4
13	71.0	71.0	28	90.0	95.0	43	57.1	55.0	58	63.9	63.9
14	72.0	72.0	29	81.0	84.0	44	57.6	57.6	59	64.3	66.0
15	74.0	74.0	30	82.0	82.0	45	58.0	58.0	60	64.8	64.0

分析にかける統計的仮説は、どのような感じになるでしょうか？

帰無仮説 H_0：運動療法実施前後の平均体重に差はない。
対立仮説 H_1：運動療法実施前後の平均体重に差がある。

　統計的仮説に関して直接確率P値を求めます。$P < 0.05$（$P < 0.01$）ならば、帰無仮説 H_0 を棄却して対立仮説 H_1 を採択します。

5-4 2群の差の検定

1 [エクセル統計] タブをクリックします。

2 [平均の推定・検定] をクリックします。

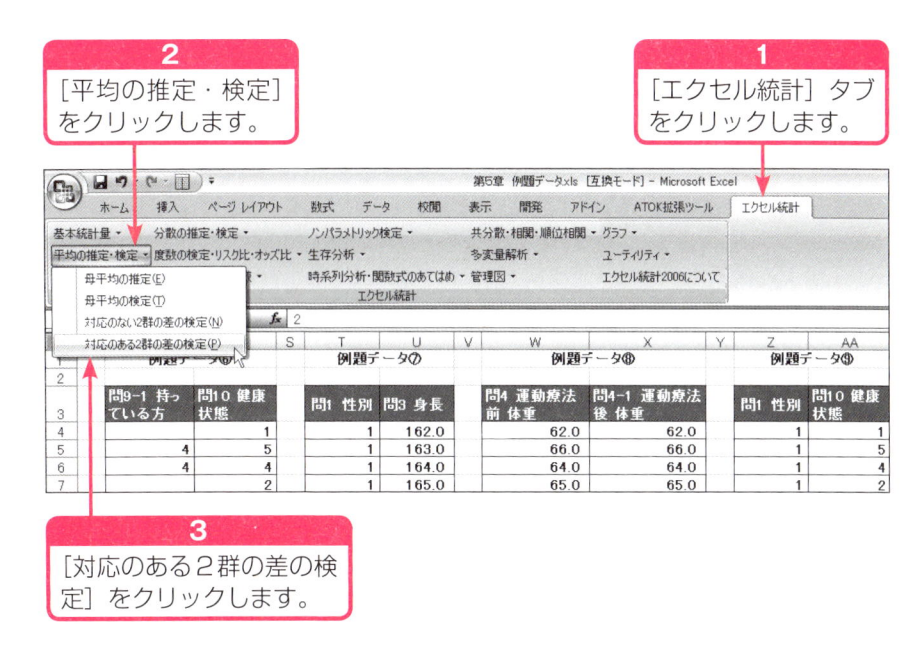

3 [対応のある2群の差の検定] をクリックします。

[2群の母平均の差の検定：対応のある場合] のダイアログボックスが表示されます。

4 ■をクリックして、「運動療法 前 体重」の値が入ったセルの範囲を [変数（1）] に指定します。

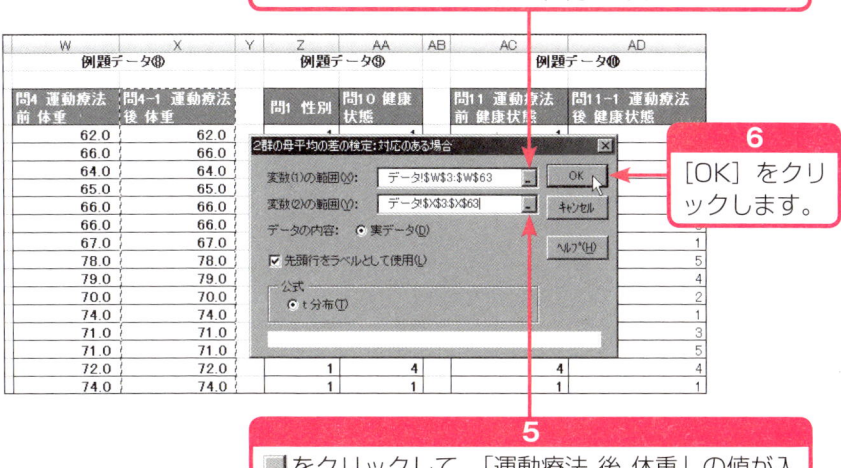

5 ■をクリックして、「運動療法 後 体重」の値が入ったセルの範囲を [変数（2）] に指定します。

6 [OK] をクリックします。

151

すると、以下のように結果が出力されます。

2群の母平均の差の検定：対応のある場合			
変　数	問4 運動療法 前 体重	問4-1 運動療法 後 体重	差
サンプル対	60		
平均値	66.29133333	66.45766667	0.166333
不偏分散	91.0754626	99.01701819	
標本標準偏差	9.543346509	9.950729531	

T検定	
統計量:t	1.256721
自由度	59
両側P値	0.2138
片側P値	0.1069

　T検定の表をみると、両側P値は0.2138です。P＞0.05のため、帰無仮説H_0は棄却されません。よって、運動療法実施前後における平均体重には差がないことが判明しました。

　実際、2群の母平均の差の検定をみると、運動療法前の平均体重は約66.3kg、運動療法後の平均体重は約66.5kg、たった0.2kgの差しかありませんでした。

3　順序尺度の2群の差の検定（対応がない場合）

　第4章でふれたとおり、順序尺度が分析対象に含まれる場合は注意が必要です。対応のない2群における順序尺度の差を検定する場合は、**マン・ホイットニーのU検定**、もしくは**ウィルコクソンの順位和検定**を適応します。どちらの方法を使用しても同じような結果が得られるといわれていますが、本書ではマン・ホイットニーのU検定を使う方法を説明します。

例題9

●問1　性別をお聞きします。　　1：男　　2：女

●問10　現在の健康状態をおききします。（○は1つ）
1：不満
2：やや不満
3：どちらでもない
4：やや満足
5：満足

No.	問1 性別	問10 健康状態	No.	問1 性別	問10 健康状態	No.	問1 性別	問10 健康状態	No.	問1 性別	問10 健康状態
1	1	1	16	1	1	31	2	5	46	2	3
2	1	5	17	1	2	32	2	5	47	2	1
3	1	4	18	1	5	33	2	5	48	2	2
4	1	2	19	1	3	34	2	2	49	2	3
5	1	5	20	1	3	35	2	2	50	2	5
6	1	3	21	1	4	36	2	3	51	2	4
7	1	1	22	1	1	37	2	1	52	2	5
8	1	5	23	1	2	38	2	2	53	2	5
9	1	4	24	1	4	39	2	5	54	2	1
10	1	2	25	1	3	40	2	5	55	2	2
11	1	1	26	1	4	41	2	5	56	2	4
12	1	3	27	1	5	42	2	4	57	2	5
13	1	5	28	1	2	43	2	3	58	2	5
14	1	4	29	1	3	44	2	3	59	2	5
15	1	1	30	1	5	45	2	5	60	2	4

　問10には、健康度の満足度に5段階の尺度が設定されています。この満足度に男女差があるのかを分析していきます。

　では、いつもと同じように統計的仮説を設定します。分析にかける統計的仮説はどのようになるでしょうか？

帰無仮説H_0：男と女では健康状態の満足度に差はない。
対立仮説H_1：男と女では健康状態の満足度に差がある。

統計的仮説に関して直接確率P値を求めます。$P<0.05$（$P<0.01$）ならば、帰無仮説H_0を棄却して対立仮説H_1を採択します。

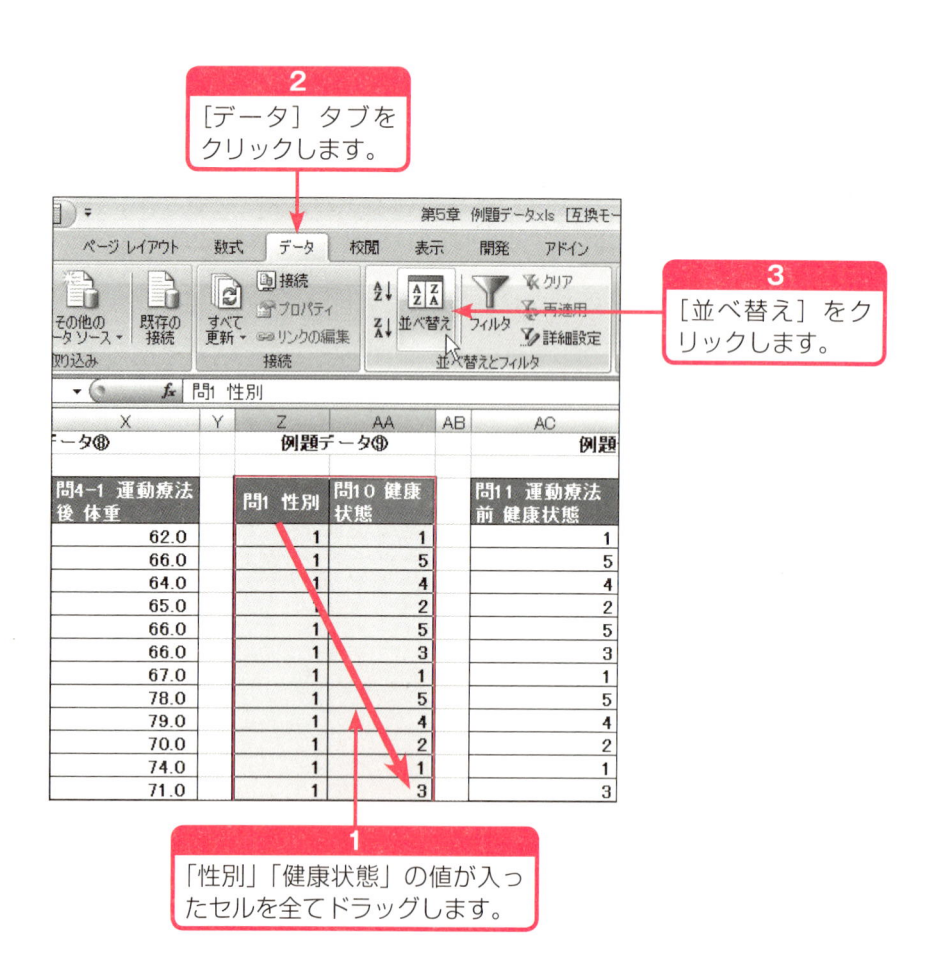

2 ［データ］タブをクリックします。

3 ［並べ替え］をクリックします。

1 「性別」「健康状態」の値が入ったセルを全てドラッグします。

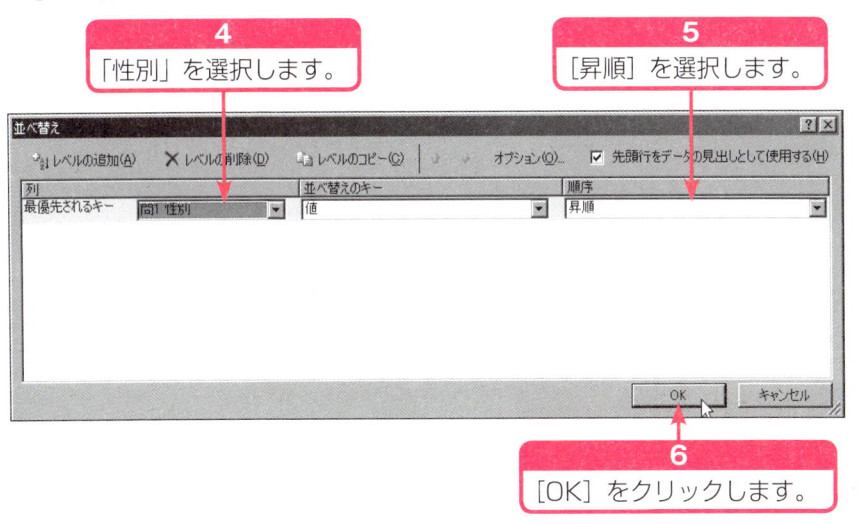

［並べ替え］のダイアログボックスが表示されます。

4 「性別」を選択します。

5 ［昇順］を選択します。

6 ［OK］をクリックします。

すると、データが男（1）と女（2）で並び替わります。そこから、性別ごとの健康状態の表を新しく作ります。新しくできた表は、以下のようなかたちになります。

No.	健康状態(男)	健康状態(女)	No.	健康状態(男)	健康状態(女)
1	1	5	16	1	3
2	5	5	17	2	1
3	4	5	18	5	2
4	2	2	19	3	3
5	5	2	20	3	5
6	3	3	21	4	4
7	1	1	22	1	5
8	5	2	23	2	5
9	4	5	24	4	1
10	2	5	25	3	2
11	1	5	26	4	4
12	3	4	27	5	5
13	5	3	28	2	5
14	4	3	29	3	5
15	1	5	30	5	4

この表を使って、分析を進めていきます。

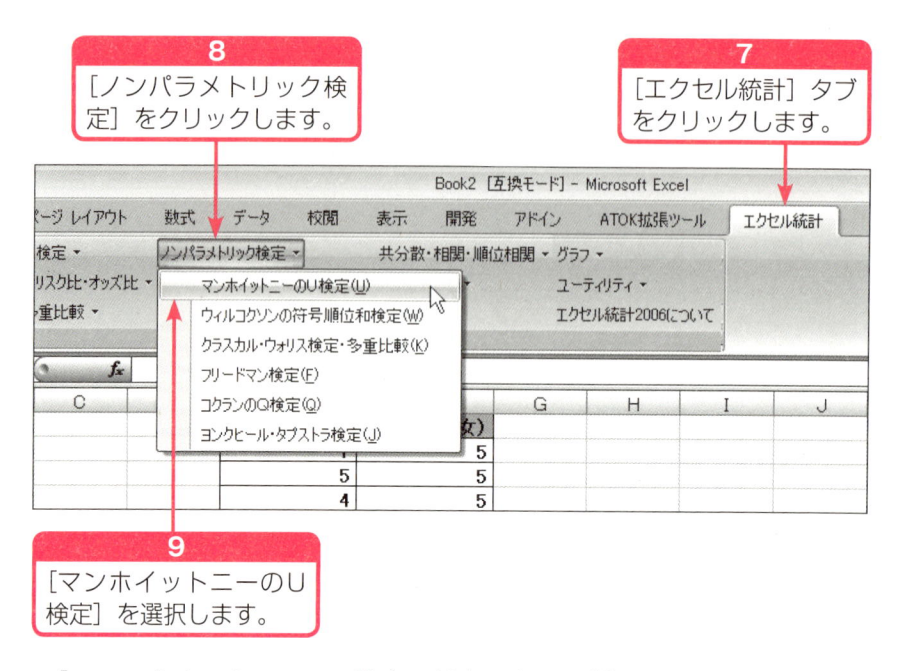

8
[ノンパラメトリック検定] をクリックします。

7
[エクセル統計] タブをクリックします。

9
[マンホイットニーのU検定] を選択します。

[マン・ホイットニーのU検定：対応のない2群] のダイアログボックスが表示されます。

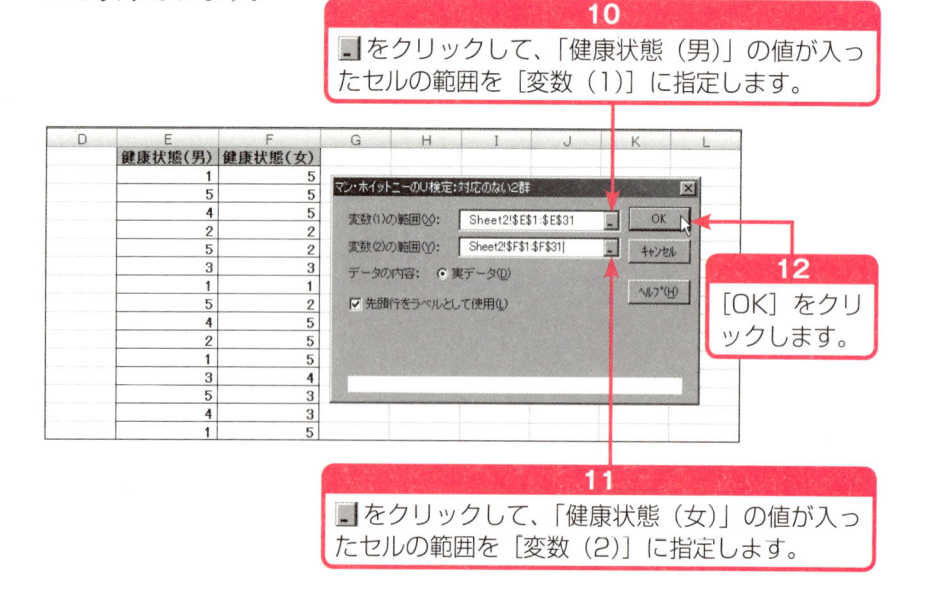

10
■をクリックして、「健康状態（男）」の値が入ったセルの範囲を [変数（1）] に指定します。

11
■をクリックして、「健康状態（女）」の値が入ったセルの範囲を [変数（2）] に指定します。

12
[OK] をクリックします。

すると、以下のように結果が出力されます。

マン・ホイットニーのU検定：対応のない2群		
変　数	健康状態(男)	健康状態(女)
サンプル数	30	30
平均順位	27.3	33.7
U1 － U2	546	354

統計数値表による検定		正規化検定	
統計量:U	354	E(U)	450
両側検定	－	V(U)	4320.763
		統計量:Z	1.460465
		P 値	0.1442

　下側の表に示されたのが分析結果です。この表には、統計数値表によるものと、正規化検定によって求めたP値の2通りが出力されます（どちらも両側検定です）。統計数値表が利用できないときは、両側検定の有意判定欄に「－」が出力されます。「－」が出力された場合は、正規化検定のP値をみて有意判定を行います。

　正規化検定の結果をみると、P値が0.1442となっています。$P > 0.05$のため、帰無仮説H_0は棄却されません。つまり、男と女では健康状態の満足度に差がないことがわかりました。

4 順序尺度の2群の差の検定（対応がある場合）

　対応のある2群における順序尺度の差を分析するときは、**ウィルコクソンの符号順位和検定**を適応します。対応ありとは、同じ対象者に複数回同じ調査したデータと考えて下さい。

例題10

●問11　運動療法実施前の健康状態の満足度をお答えください。
　　　　1：不満足
　　　　2：やや不満
　　　　3：どちらでもない
　　　　4：やや満足
　　　　5：満足

●問11－1　運動療法実施後の健康状態の満足度をお答えください。
　　　　1：不満足
　　　　2：やや不満
　　　　3：どちらでもない
　　　　4：やや満足
　　　　5：満足

No.	問11 運動療法前健康状態	問11-1 運動療法後健康状態	No.	問11 運動療法前健康状態	問11-1 運動療法後健康状態	No.	問11 運動療法前健康状態	問11-1 運動療法後健康状態	No.	問11 運動療法前健康状態	問11-1 運動療法後健康状態
1	1	1	16	1	1	31	5	5	46	3	5
2	5	5	17	2	2	32	5	5	47	1	2
3	4	4	18	5	5	33	5	5	48	2	5
4	2	2	19	3	3	34	2	1	49	3	5
5	5	5	20	3	3	35	2	3	50	5	5
6	3	3	21	4	4	36	3	2	51	4	4
7	1	1	22	1	1	37	1	2	52	5	5
8	1	5	23	2	2	38	2	3	53	5	3
9	4	4	24	4	3	39	5	5	54	1	3
10	2	2	25	3	3	40	5	5	55	2	5
11	1	1	26	4	3	41	5	5	56	4	5
12	3	3	27	5	5	42	4	4	57	5	3
13	5	5	28	2	1	43	3	4	58	5	4
14	4	4	29	3	1	44	3	4	59	5	4
15	1	1	30	5	5	45	5	5	60	4	5

例題⑩では、実施前・後という対応のある2群における順序尺度の差を調べることができます。この場合の統計的仮説はどうなるでしょうか？

帰無仮説H_0：運動療法実施前・後の健康状態の満足度に差はない。
対立仮説H_1：運動療法実施前・後の健康状態の満足度に差がある。

統計的仮説に関して直接確率P値を求めます。$P<0.05$（$P<0.01$）ならば、帰無仮説H_0を棄却して対立仮説H_1を採択します。

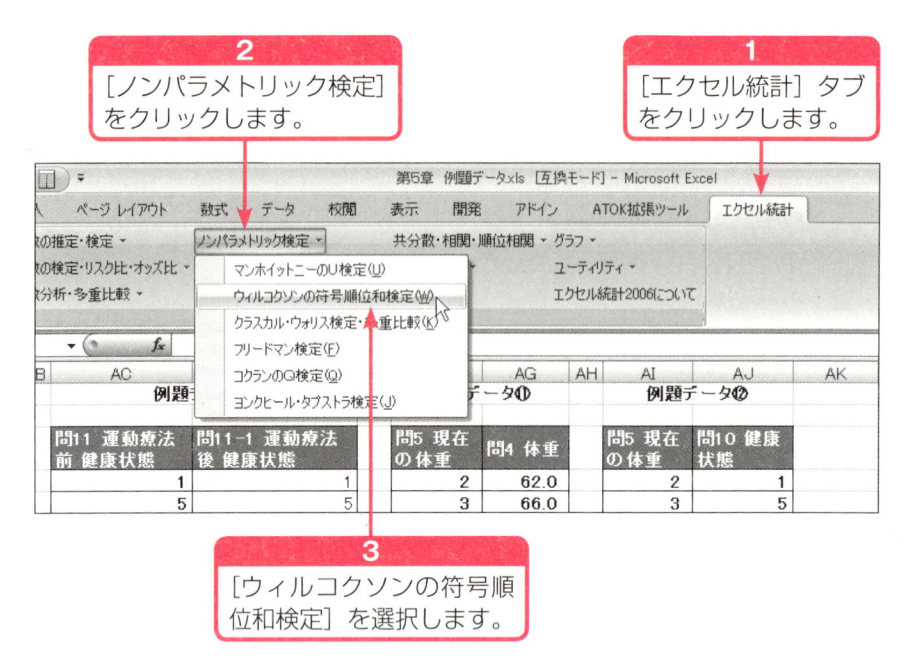

1 [エクセル統計]タブをクリックします。

2 [ノンパラメトリック検定]をクリックします。

3 [ウィルコクソンの符号順位和検定]を選択します。

[ウィルコクソンの符号順位和検定:対応のある2群]のダイアログボックスが表示されます。

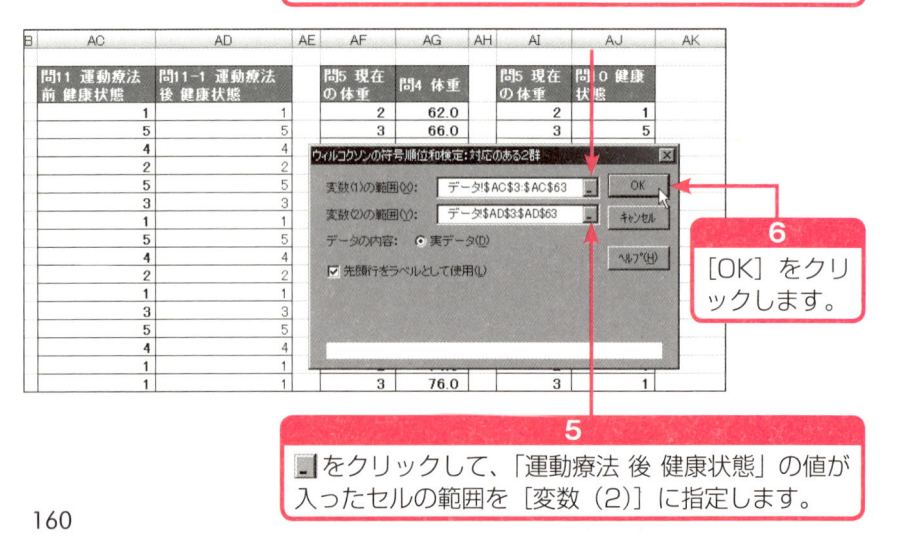

4 ■をクリックして、「運動療法 前 健康状態」の値が入ったセルの範囲を[変数(1)]に指定します。

5 ■をクリックして、「運動療法 後 健康状態」の値が入ったセルの範囲を[変数(2)]に指定します。

6 [OK]をクリックします。

すると、以下のように結果が出力されます。

ウィルコクソンの符号順位和検定:対応のある2群			
変　数	問11 運動療法 前 健康状態	問11-1 運動療法 後 健康状態	
サンプル対	60		
d≠0の対	23		
d＜0の対	13	順位和	164.5
d＞0の対	10	順位和	111.5

統計数値表による検定		正規化検定	
統計量	111.5	統計量:Z	0.805996
両側検定	－	P　値	0.4202

　下の表に示されたのが分析結果です。この表には、統計数値表によるものと、正規化検定によって求めたP値の2通りが出力されます（どちらも両側検定です）。統計数値表が利用できないときは、両側検定の有意判定欄に「－」が出力されます。「－」が出力された場合は、正規化検定のP値をみて有意判定を行います。

　正規化検定の結果をみると、P値は0.4202となっています。P＞0.05のため、帰無仮説H_0は棄却されません。つまり、運動療法実施前と後で健康状態の満足度に差はありませんでした。

5-5 多群の差の検定

3つ以上の群の差を分析するならこの方法

1 多群の平均値の差の検定（一元配置分散分析）

多群の平均値の差の検定（一元配置分散分析） は、3群以上における量的データの差を分析する場合に適用します。

例題11

- ●問4　現在の体重をお答えください。　　（　．　）キログラム
- ●問5　現在の体重は、当施設を初めて受診したときより、
  　　　1：増えている　2：変わらない　3：減っている

No.	問4 体重	問5 現在の体重	No.	問4 体重	問5 現在の体重	No.	問4 体重	問5 現在の体重	No.	問4 体重	問5 現在の体重
1	78.0	1	16	71.0	2	31	52.2	3	46	58.5	3
2	79.0	1	17	72.0	2	32	53.0	3	47	58.9	3
3	74.0	1	18	74.0	2	33	53.1	3	48	59.4	3
4	78.0	1	19	73.0	2	34	53.5	3	49	59.8	3
5	82.0	1	20	74.0	2	35	54.0	3	50	60.3	3
6	85.0	1	21	75.0	2	36	54.4	3	51	60.7	3
7	90.0	1	22	76.0	2	37	54.9	3	52	61.2	3
8	62.0	2	23	78.0	2	38	55.3	3	53	61.6	3
9	64.0	2	24	81.0	2	39	55.8	3	54	62.1	3
10	65.0	2	25	82.0	2	40	56.2	3	55	62.5	3
11	66.0	2	26	66.0	3	41	58.0	3	56	63.0	3
12	66.0	2	27	76.0	3	42	56.7	3	57	63.4	3
13	67.0	2	28	78.0	3	43	57.1	3	58	63.9	3
14	70.0	2	29	78.8	3	44	57.6	3	59	64.3	3
15	71.0	2	30	72.0	3	45	58.0	3	60	64.8	3

5-5 多群の差の検定

このデータでは、"増えている""変わらない""減っている"の3群における体重の差を分析します。検定される統計的仮説は、どのようになるでしょうか?

帰無仮説 H_0:3つのグループ間の平均体重に差がない。
対立仮説 H_1:3つのグループ間の平均体重に差がある。

統計的仮説に関して直接確率P値を求めます。$P<0.05$($P<0.01$)ならば、帰無仮説 H_0 を棄却して対立仮説 H_1 を採択します。

では、実際に分析を行いましょう。まず、例題⑪のデータ全体をエクセルの[データ]タブにある[並べ替え]を使って、「現在の体重」にしたがって昇順に並べ替えます。そして、コピーと貼り付けを活用しながら、「1:増えている」「2:変わらない」「3:減っている」の3列の表を新しく作成します。

新しく作成した表は以下のようになります。

1:増えている	2:変わらない	3:減っている	
78.0	62.0	66.0	57.6
79.0	64.0	76.0	58.0
74.0	65.0	78.0	58.5
78.0	66.0	78.8	58.9
82.0	66.0	72.0	59.4
85.0	67.0	52.2	59.8
90.0	70.0	53.0	60.3
	71.0	53.1	60.7
	71.0	53.5	61.2
	72.0	54.0	61.6
	74.0	54.4	62.1
	73.0	54.9	62.5
	74.0	55.3	63.0
	75.0	55.8	63.4
	76.0	56.2	63.9
	78.0	58.0	64.3
	81.0	56.7	64.8
	82.0	57.1	

この表を使って、分析作業を進めます。

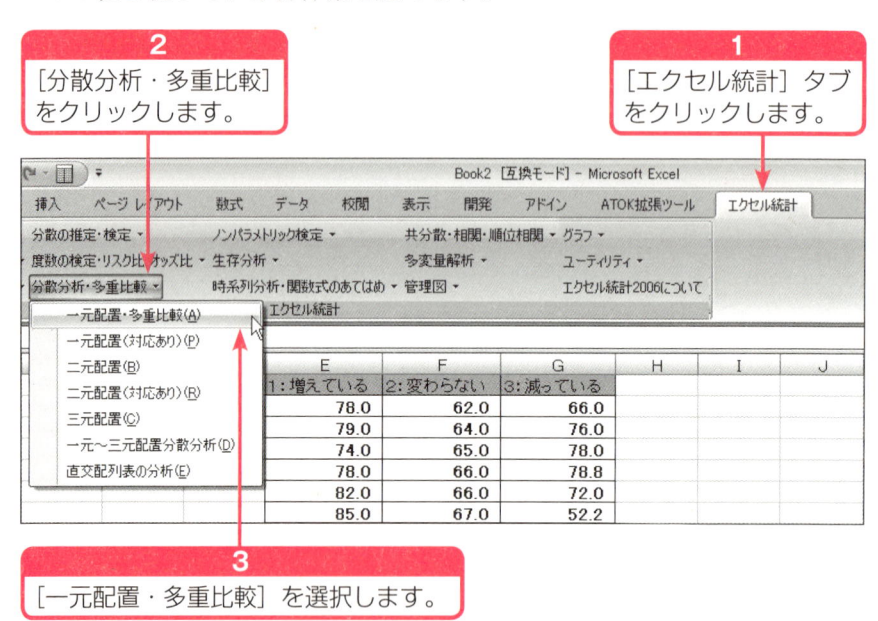

1 [エクセル統計] タブをクリックします。

2 [分散分析・多重比較] をクリックします。

3 [一元配置・多重比較] を選択します。

[一元配置分散分析・多重比較] のダイアログボックスが表示されます。

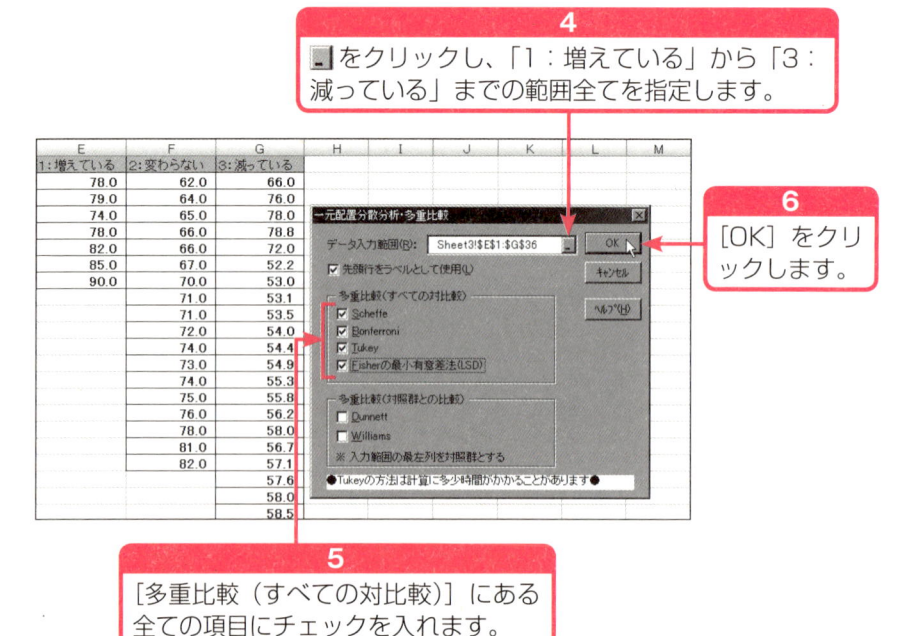

4 ■をクリックし、「1：増えている」から「3：減っている」までの範囲全てを指定します。

5 [多重比較（すべての対比較）] にある全ての項目にチェックを入れます。

6 [OK] をクリックします。

164

5-5 多群の差の検定

すると、以下の結果が出力されます。

一元配置分散分析			
基本統計量			
因子	因子A		
水準	1:増えている	2:変わらない	3:減っている
サンプル数	7	18	35
合計	566.000	1287.000	2124.480
平均	80.857	71.500	60.699
標準偏差(SD)	5.305	5.752	6.804
平均+SD	86.162	77.252	67.504
平均-SD	75.552	65.748	53.895
標準誤差(SE)	2.005	1.356	1.150
平均+SE	82.862	72.856	61.850
平均-SE	78.852	70.144	59.549

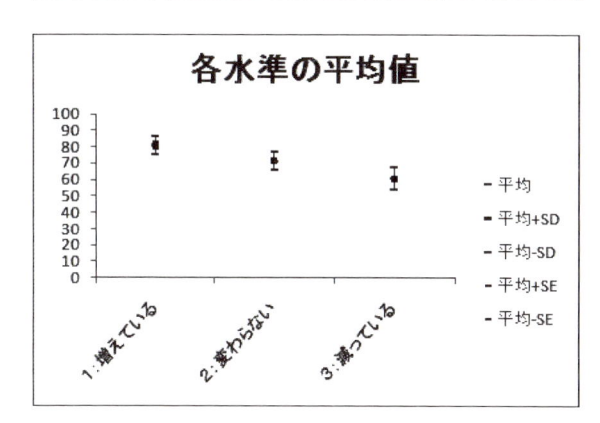

各水準の平均値

分散分析表						**:1%有意 *:5%有意	
因子	偏差平方和	自由度		平均平方	F値	P値	判定
因子A	3067.9124	2		1533.9562	37.9241	0.0000	**
誤差	2305.5399	57		40.4481			
全体	5373.4523	59					
バートレット検定(等分散性の検定)							
カイ二乗値	自由度	P値					
0.9589	2	0.6191					
※ 等分散性の仮定が棄却されなかったので、以下の多重比較は有効です。							

多重比較：Sceheffe							**1%有意	*5%有意
因子	水準1	水準2	平均値1	平均値2	差	統計量	P値	判定
因子A	1：増えている	2：変わらない	80.8571	71.5000	9.3571	5.4549	0.0068	**
	1：増えている	3：減っている	80.8571	60.6994	20.1577	29.3003	0.0000	**
	2：変わらない	3：減っている	71.5000	60.6994	10.8006	17.1408	0.0000	**

多重比較：Bonferroni							**1%有意	*5%有意
因子	水準1	水準2	平均値1	平均値2	差	統計量	P値	判定
因子A	1：増えている	2：変わらない	80.8571	71.5000	9.3571	3.3030	0.0050	**
	1：増えている	3：減っている	80.8571	60.6994	20.1577	7.6551	0.0000	**
	2：変わらない	3：減っている	71.5000	60.6994	10.8006	5.8550	0.0000	**

多重比較：Tukey							**1%有意	*5%有意
因子	水準1	水準2	平均値1	平均値2	差	統計量	P値	判定
因子A	1：増えている	2：変わらない	80.8571	71.5000	9.3571	3.3030	0.0043	**
	1：増えている	3：減っている	80.8571	60.6994	20.1577	7.6551	0.0000	**
	2：変わらない	3：減っている	71.5000	60.6994	10.8006	5.8550	0.0000	**

多重比較：Fisherの最小有意差法							**1%有意	*5%有意
因子	水準1	水準2	平均値1	平均値2	差	統計量	P値	判定
因子A	1：増えている	2：変わらない	80.8571	71.5000	9.3571	3.3030	0.0017	**
	1：増えている	3：減っている	80.8571	60.6994	20.1577	7.6551	0.0000	**
	2：変わらない	3：減っている	71.5000	60.6994	10.8006	5.8550	0.0000	**

　まず「一元配置分散分析」の表からみます。現在の体重が"1：増えている"の平均体重は約80.9kg、"2：変わらない"の平均体重は71.5kg、"3：減っている"の平均体重は約60.7kgでした。なんとなく、体重の増減によって平均体重に差がありそうです。

　次に「分散分析表」をみてみます。P値は0.0000です。P＜0.01のため、平均体重には危険率1％で高度の有意差があることがわかります。表下の注意書きにあるように、多重比較は有効です。

　そこで「多重比較」をみて、各組み合わせの検討を行います。Sceheffe、Bonferroni、Tukey、Fisherのいずれの方法において、全てのP値は0.01より小さくなっています。よって、危険率1％で帰無仮説H_0は棄却され、対立仮説H_1が採択されます。3つのグループ（1：増えている、2：変わらない、3：減っている）の平均体重には差があることが証明されました。

2 クラスカル・ウォリス多重比較検定

多群（3群以上）における順位尺度の差を分析したいときは、**クラスカル・ウォリス多重比較検定**を適用します。

例題12

●問5　現在の体重は、当施設を初めて受診したときより、
　　　　1：増えている　2：変わらない　3：減っている

●問10　現在の健康状態をおききします。
　　　　1：不満
　　　　2：やや不満
　　　　3：どちらでもない
　　　　4：やや満足
　　　　5：満足

No.	問5 現在の体重	問10 健康状態	No.	問5 現在の体重	問10 健康状態	No.	問5 現在の体重	問10 健康状態	No.	問5 現在の体重	問10 健康状態
1	1	5	16	2	5	31	3	5	46	3	3
2	1	4	17	2	4	32	3	5	47	3	1
3	1	1	18	2	1	33	3	5	48	3	2
4	1	5	19	2	2	34	3	2	49	3	3
5	1	3	20	2	3	35	3	2	50	3	5
6	1	5	21	2	4	36	3	3	51	3	4
7	1	2	22	2	2	37	3	1	52	3	5
8	2	1	23	2	4	38	3	2	53	3	5
9	2	4	24	2	3	39	3	5	54	3	1
10	2	2	25	2	5	40	3	5	55	3	2
11	2	5	26	3	5	41	3	5	56	3	4
12	2	3	27	3	1	42	3	4	57	3	5
13	2	1	28	3	3	43	3	5	58	3	5
14	2	2	29	3	1	44	3	5	59	3	5
15	2	3	30	3	4	45	3	5	60	3	4

この分析における統計的仮説は、どのようになるでしょうか？

帰無仮説H_0：3つのグループ間に健康状態の満足度に差がない。
対立仮説H_1：3つのグループ間に健康状態の満足度に差がある。

統計的仮説に関して直接確率P値を求めます。$P<0.05$（$P<0.01$）ならば、帰無仮説H_0を棄却して対立仮説H_1を採択します。

では、実際に分析を行いましょう。まず、例題⑫のデータ全体をエクセルの［データ］タブにある［並べ替え］を使って、「現在の体重」にしたがって昇順に並べ替えます。そして、コピーと貼り付けを活用しながら、「1：増えている」「2：変わらない」「3：減っている」の3列の表を新しく作成します。
新しく作成した表は以下のようになります。

1:増えている	2:変わらない	3:減っている	
5	1	5	3
4	4	1	5
1	2	3	3
5	5	1	1
3	3	4	2
5	1	5	3
2	2	5	5
	3	5	4
	5	2	5
	4	2	5
	1	3	1
	2	1	2
	3	2	4
	4	5	5
	2	5	5
	4	5	5
	3	4	4
	5	3	

5-5 多群の差の検定

この表を使って、分析作業を進めます。

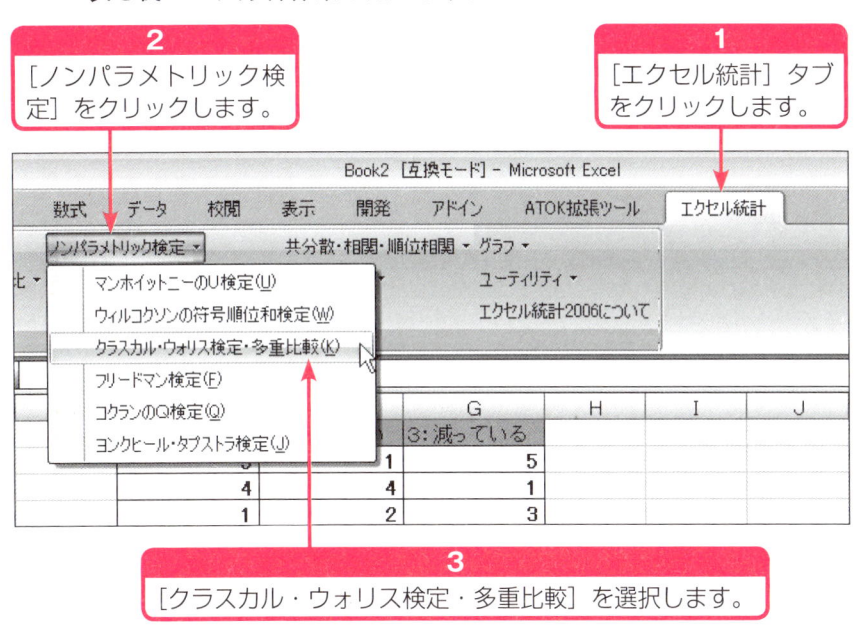

1 [エクセル統計] タブをクリックします。

2 [ノンパラメトリック検定] をクリックします。

3 [クラスカル・ウォリス検定・多重比較] を選択します。

[クラスカル・ウォリス検定・多重比較] のダイアログボックスが表示されます。

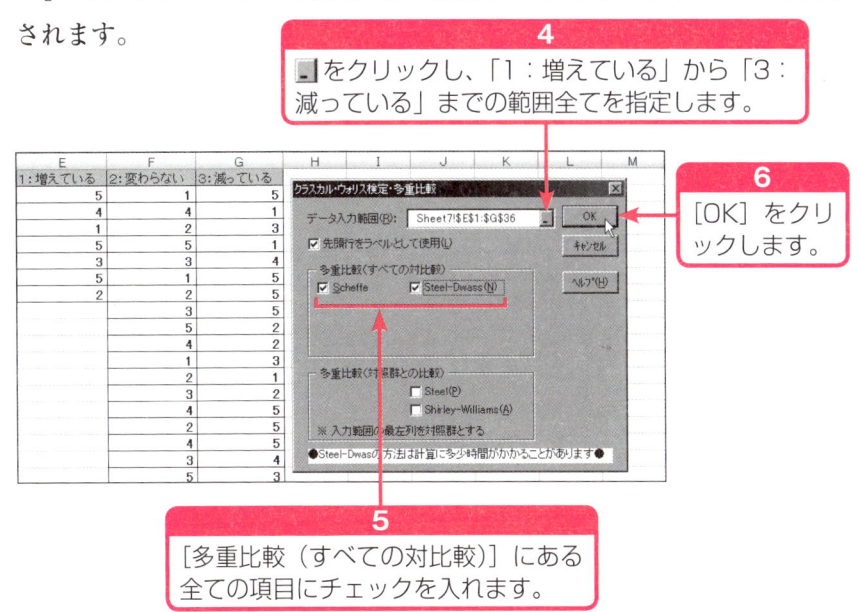

4 ■をクリックし、「1：増えている」から「3：減っている」までの範囲全てを指定します。

5 [多重比較（すべての対比較）] にある全ての項目にチェックを入れます。

6 [OK] をクリックします。

169

すると、以下の結果が出力されます。

クラスカル・ウォリス検定(Kruskal Wallis test)			
水　準	1：増えている	2：変わらない	3：減っている
サンプル数	7	18	35
平均順位	33.07	25.92	32.34
クラスカル・ウォリス検定　**:1%有意　*:5%有意			
カイ二乗値	自由度	P値	判　定
1.8860	2	0.3895	

多重比較：Scheffe			**:1%有意　*:5%有意	
水準1	水準2	カイ二乗値	P値	判定
1：増えている	2：変わらない	0.8957	0.6390	
1：増えている	3：減っている	0.0107	0.9946	
2：変わらない	3：減っている	1.7041	0.4265	
多重比較：Steel-Dwass			**:1%有意　*:5%有意	
水準1	水準2	統計量	P値	判定
1：増えている	2：変わらない	0.9267	0.6080	
1：増えている	3：減っている	0.1055	0.9934	
2：変わらない	3：減っている	1.3025	0.3808	

　まず、「クラスカル・ウォリス検定」の表をみてみます。「1：増えている」の平均順位は約33.1、「2：変わらない」の平均順位は約25.9、「3：減っている」の平均順位は約32.3でした。P値は0.3895です。P＞0.05のため、平均順位には有意差がありませんでした。よって、多重比較は無効になります。

　もし、クラスカル・ウォリス検定でP＜0.05ならば、Sceheffe、Steel-DwassのP値をみて、各組み合わせの差があるのかどうかを判定することになります。

　この分析結果では帰無仮説H_0が棄却されなかったため、3つのグループの健康状態の満足度には差がないことが証明されました。

付　録

SPSSによる分析結果

統計解析ソフトとして世界的に有名なものに、IBMの『SPSS』があります。このソフトは高度な統計解析にも対応しており、多くの研究者が活用しています。付録として、本書の第5章で使用した例題データをSPSSで分析した結果を掲載します。

なお、結果によっては『エクセル統計』と多少異なるものがあります。これは検定の計算方法がいくつかあり、その違いによるもののようです。このようなことは使用したソフトにより稀にみられますので、学会発表や報告書の作成時には、どのソフトを使用した結果なのかを明示しましょう。

◆クロス集計表と検定

●例題① [2×2クロス集計表の検定（独立性の検定）]

処理したケースの要約

	ケース					
	有効数		欠損		合計	
	N	パーセント	N	パーセント	N	パーセント
問1　性別＊問2　タバコ	60	100.0%	0	.0%	60	100.0%

問1性別と問2タバコのクロス表

度数

		問2　タバコ		合計
		1	2	
問1性別	1	10	20	30
	2	20	10	30
合計		30	30	60

カイ2乗検定

	値	自由度	漸近有意確率（両側）	正確有意確率（両側）	正確有意確率（片側）
Pearsonのカイ2乗	6.667[b]	1	.010		
連続修正[a]	5.400	1	.020		
尤度比	6.796	1	.009		
Fisherの直接法				.019	.010
線型と線型による連関	6.556	1	.010		
有効なケースの数	60				

a．2×2表に対してのみ計算
b．0セル（.0%）は期待度数が5未満です。最小期待度数は15.00です。

●例題②(フィッシャーの直接確率検定)

処理したケースの要約

		ケース					
		有効数		欠損		合計	
		N	パーセント	N	パーセント	N	パーセント
問1 性別 * 問2 タバコ		47	100.0%	0	.0%	47	100.0%

問1性別と問2タバコのクロス表

度数

		問2 タバコ		合計
		1	2	
問1 性別	1	4	20	24
	2	20	3	23
合計		24	23	47

カイ2乗検定

	値	自由度	漸近有意確率 (両側)	正確有意確率 (両側)	正確有意確率 (片側)
Pearsonのカイ2乗	23.221[b]	1	.000		
連続修正[a]	20.493	1	.000		
尤度比	25.696	1	.000		
Fisherの直接法				.000	.000
線型と線型による連関	22.727	1	.000		
有効なケースの数	47				

a. 2×2表に対してのみ計算
b. 0セル (.0%) は期待度数が5未満です。最小期待度数は11.26です。

●例題③(L×Mクロス集計表の検定)

処理したケースの要約

		ケース					
		有効数		欠損		合計	
		N	パーセント	N	パーセント	N	パーセント
Q9 パンフレット * Q6 運動		60	100.0%	0	.0%	60	100.0%

Q9 パンフレットとQ6 運動のクロス表

度数

		Q6 運動				合計
		1	2	3	4	
Q9 パンフレット	1	6	2	2	3	13
	2	2	10	4	2	18
	3	3	2	8	2	15
	4	2	2	3	7	14
合計		13	16	17	14	60

カイ2乗検定

	値	自由度	漸近有意確率（両側）
Pearsonのカイ2乗	23.566[a]	9	.005
尤度比	20.922	9	.013
線型と線型による連関	5.470	1	.019
有効なケースの数	60		

a．15セル（93.8%）は期待度数が5未満です。最小期待度数は2.82です。

●例題④（マクネマーの検定）

処理したケースの要約

	ケース					
	有効数		欠損		合計	
	N	パーセント	N	パーセント	N	パーセント
Q3 運動療法＊Q4 食事療法	60	100.0%	0	.0%	60	100.0%

Q3 運動療法とQ4 食事療法のクロス表

度数

		Q4 食事療法		合計
		1	2	
Q3 運動療法	1	15	15	30
	2	5	25	30
合計		20	40	60

カイ2乗検定

	値	正確有意確率（両側）
McNemar検定		.041[a]
有効なケースの数	60	

a．2項分布を使用

◆相関係数と検定

●例題⑤（ピアソンの相関係数と検定）

相関係数

		問3　身長	問4　体重
問3　身長	Pearsonの相関係数 有意確率（両側） N	1.000 60	.899** .000 60
問4　体重	Pearsonの相関係数 有意確率（両側） N	.899** .000 60	1.000 60

**．相関係数は1％水準で有意（両側）です。

●例題⑥（スピアマンの順位相関係数）

相関係数

			問9-1 持っている方	問10 健康状態
Spearmanのロー	問9-1　持っている方	相関係数 有意確率（両側） N	1.000 40	.349 .027 40
	問10　健康状態	相関係数 有意確率（両側） N	.349 .027 40	1.000 60

◆2群の差の検定

●例題⑦［2群の平均値の差の検定（対応がない場合）］

グループ統計量

問1　性別	N	平均値	標準偏差	平均値の 標準誤差
問3　身長　1 　　　　　2	30 30	172.143 164.887	5.450 4.199	.995 .767

独立サンプルの検定

		等分散性のための Leveneの検定		2つの母平均の差の検定						
		F値	有意確率	t値	自由度	有意確率（両側）	平均値の差	差の標準誤差	差の95%信頼区間	
									下限	上限
問3 身長	等分散を仮定する。	1.677	.200	5.777	58	.000	7.257	1.256	4.742	9.771
	等分散を仮定しない。			5.777	54.457	.000	7.257	1.256	4.739	9.774

●例題⑧［2群の平均値の差の検定（対応ありの場合）］

対応サンプルの統計量

			平均値	N	標準偏差	平均値の標準誤差
ペア1	問4	運動療法前体重	66.291	60	9.543	1.232
	問4-1	運動療法後体重	66.458	60	9.951	1.285

対応サンプルの相関係数

			N	相関係数	有意確率
ペア1	問4 運動療法前体重 問4-1 運動療法後体重		60	.995	.000

対応サンプルの検定

			対応サンプルの差					t値	自由度	有意確率（両側）
			平均値	標準偏差	平均値の標準誤差	差の95%信頼区間				
						下限	上限			
ペア1	問4	運動療法前体重 問4-1 運動療法後体重	−.166	1.025	.132	−.431	.851E−02	−1.257	59	.214

●例題⑨ [順序尺度の2群の差の検定(対応がない場合)]

順位

問1 性別		N	平均ランク	順位和
問10 健康状態	1	30	27.30	819.00
	2	30	33.70	1011.00
	合計	60		

検定統計量[a]

	問10 健康状態
Mann-WhitneyのU	354.000
WilcoxonのW	819.000
Z	−1.460
漸近有意確率(両側)	.144

a. グループ化変数:問1 性別

●例題⑩ [順序尺度の2群の差の検定(対応がある場合)]

順位

		N	平均ランク	順位和
問11-1 運動療法後健康状態	負の順位	10[a]	11.15	111.50
問11 運動療法前健康状態	正の順位	13[b]	12.65	164.50
	同順位	37[c]		
	合計	60		

a. 問11-1 運動療法後健康状態<問11-1 運動療法前健康状態
b. 問11-1 運動療法後健康状態>問11-1 運動療法前健康状態
c. 問11 運動療法前健康状態=問11 運動療法後健康状態

検定統計量[b]

	問11-1 運動療法後健康状態−問11 運動療法前健康状態
Z	−.835[a]
漸近有意確率(両側)	.404

a. 負の順位に基づく
b. Wilcoxonの符合付き順位検定

◆多群の差の検定

●例題⑪ ［多群の平均値の差の検定（一元配置分散分析）］

記述統計量

問4　体重

	度数	平均値	標準偏差	標準誤差	平均値の95%信頼区間		最小値	最大値
					下限	上限		
1	7	80.857	5.305	2.005	75.951	85.763	74.0	90.0
2	18	71.500	5.752	1.356	68.639	74.361	62.0	82.0
3	35	60.699	6.804	1.150	58.362	63.037	52.2	78.8
合計	60	66.291	9.543	1.232	63.826	68.757	52.2	90.0

等分散性の検定

問4　体重

Levene統計量	自由度1	自由度2	有意確率
.165	2	57	.848

分散分析

問4　体重

	平方和	自由度	平均平方	F値	有意確率
グループ間	3067.912	2	1533.956	37.924	.000
グループ内	2305.540	57	40.448		
合計	5373.452	59			

●例題⑫ （クラスカル・ウォリス多重比較検定）

記述統計量

	N	平均値	標準偏差	最小値	最大値
問10　健康状態	60	3.37	1.47	1	5
問5　現在の体重	60	2.47	.70	1	3

順位

	問5　現在の体重	N	平均ランク
問10　健康状態	1	7	33.07
	2	18	25.92
	3	35	32.34
	合計	60	

検定統計量[a, b]

	問10 健康状態
カイ2乗	1.886
自由度	2
漸近有意確率	.389

a．Kruskal Wallis検定
b．グループ化変数：問5　現在の体重

◆本書に掲載しているデータについて

本書に掲載しているアンケート調査票や実習データのエクセルファイルは、下記URLからダウンロードすることができます。
実際のデータを使って、操作してみて下さい。データ処理に対する理解がよりいっそう深まります。

・技術評論社ウェブサイト
　http：//gihyo.jp/book/2011/978-4-7741-4532-7

◆参考文献

以下に、参考にした主要文献を示します。

1. 辻 新六／有馬昌宏著『アンケート調査の方法』朝倉書店
2. 中野正孝著『看護系の統計調査入門』新興貿易医書出版部
3. 菅 民郎／檜室みぎわ著『やさしい統計学の本 まなぶ』現代数学社
4. 古谷野 亘著『数学が苦手な人のための多変量解析ガイド』川島書店
5. 新村秀一著『パソコンによるデータ解析』講談社
6. 森山和夫／近藤博之／岩永雅也著『社会調査法』放送大学教育振興会
7. 林知己夫著『調査の科学』講談社
8. 豊田秀樹著『調査法講義』朝倉書店
9. 高木廣文／三宅由子著『看護研究にいかす質問紙調査』医学書院
10. 東田 啓著『基礎統計学』実務出版
11. 鎌原 雅彦・他『質問紙法』北大路書房
12. 田中 敏著『心理データ解析』新曜社
13. 岩淵千明編著『データの処理と解析』福村書店
14. 加藤千恵子／石村貞夫著『Excelでやさしく学ぶアンケート処理』東京図書株式会社
15. 内田 治著『Excelによるアンケートの集計と解析』東京図書株式会社
16. 日花弘子著『仕事に役立つExcel統計解析』ソフトバンククリエイティブ株式会社

索　引

あ

アフターコーディング… 58, 60-61
アンケート調査
……23, 26-34, 36-37, 40, 47, 49, 52-53, 56, 64, 69, 73, 93, 96, 100

い

一元配置分散分析・多重比較
……………… 107-108, 162-166

う

ウィルコクソンの順位和検定
………………………101, 158-161

か

カイ2乗検定
……… 103, 106-107, 110-116, 117
片側検定………………………101-102
カテゴリデータ……………… 21
間隔尺度……………100, 107-108
完全順位付け……………… 46

き

危険率…102-104, 139, 142, 149, 166
帰無仮説 H_0
…… 97-103, 114-124, 128-131, 137
キャリーオーバー効果………… 38
疑似相関………………………134-135

く

クラスカル・ウォリス多重比較検定
………………………101, 167-170
クロス集計
…… 88-89, 103-111, 117-125, 130
クロス表………… 92-94, 114-121

け

系統抽出法……………………… 48
欠損値……………………… 53
ケンドールの順位相関係数…… 132

こ

言葉のデータ
……………16-24, 28-29, 58-64, 99

さ

最頻値……………………… 72
残差分析……………… 107, 121-127

し

質的データ
…… 21-23, 64-66, 73, 99-103, 107
質問紙調査………………… 143
質問文………………………36-46
社会調査………………… 143
尺度水準…………… 99, 100, 106
順位回答形式………………… 45

181

順序尺度
…… 99-101, 132, 139-144, 152-161
自由回答形式…… 40-41, 54-55, 61
情報化………………………11-26

す

数値のデータ……… 17-29, 64, 100
スピアマンの順位相関係数
………………107, 132, 139-142

せ

正規分布……………………… 72
制限付き複数回答…………… 42
選択回答形式………………… 42

そ

相加平均……………………… 71
相関行列・偏相関行列…… 108, 137
相関係数……… 107-108, 132-142
層別抽出法…………………… 48

た

対応のある平均の差の検定
………………107, 108, 149-152
対応のない2群の差の検定
………………107, 144-149
対立仮説 H_1
… 97-103, 114, 116, 118, 121, 122, 129, 137
多項選択……………………… 42
多段抽出法…………………… 48
単一回答……… 42-44, 55-56

単純集計……………… 73-74, 88
単純平均……………………… 71
単純無作為抽出法…………… 48
第1種の誤り ………………… 104
第1種の過誤 ………………… 104
第2種の誤り ………………104-105
第2種の過誤 ………………… 104
ダブルバーレル質問………… 37
ダミー変数化…… 45-46, 56-58, 73

ち

中央値………………………… 72
調査依頼表…………………… 36
直接確率P値
……98-103, 114, 122, 129, 137, 140,
145, 150, 154, 159, 163, 168

て

定性的データ…………21-22, 64, 99
定量的データ………… 21-22, 64, 100

と

通し番号………………… 48, 53-54
独立性の検定
……88, 103, 106-107, 110, 115-117,
121-124, 128
度数………73, 88, 114-119, 125, 130

に

二項選択……………………… 42

の
ノンパラメトリック検定
……………………101, 156, 160, 169

は
パラメトリック検定
……………………101, 156, 160, 169

ひ
標準偏差……………………………… 72
標本………………………………47-49, 105
比例尺度……………… 100, 107, 132
ピアソンの相関係数… 108, 132, 136
ピボットテーブル
… 73-74, 80, 81, 85-89, 111, 118, 130

ふ
フィッシャーの直接確率検定
………………………106, 117-119
フェイスシート………………… 23, 36
複数回答………… 42, 44, 46, 56, 58
部分順位付け……………………… 46

へ
平均
……23-25, 65, 71-73, 98-102, 107-108, 144-152, 162-163, 166, 170

ほ
母集団………………………………47-48

ま
マクネマー検定………107, 128-131

マン・ホイットニーのU検定
………………………101, 107, 152-157

む
無作為標本……………………… 47
無制限複数回答………………… 42
無相関の検定………… 108, 138-142

め
名義尺度 99-100, 110, 117-121, 128
メジアン……………………………… 72

も
モード……………………………… 72

ゆ
有意確率……………………………… 102
有意水準……………………………… 104

ら
ランダム・サンプル…………… 47

り
両側検定………… 101-102, 157, 161
量的データ
……21-23, 64-66, 69, 73, 99-103, 107-108, 132, 136, 140, 144, 149, 162

T
T検定………………… 103, 149-152

■執筆者略歴

坪井博之（つぼい・ひろゆき）

現在、経営総合診断士として活躍。経営管理、情報管理、問題解決、統計学などの講義を始め、看護学校の成績管理システム、授業計画システム、実習スケジューリングシステム、授業評価システムの開発などを行っている。

1983年東海大学大学院工学研究科経営工学専攻修士課程修了。1985～1991年まで東海大学病院看護部特別職員。2006年、神奈川県看護協会の法人設立20周年にあたり、当協会より感謝状の贈呈を受ける。

●主要研究：「私立医科大学病院における手術室の運営・管理に関する研究」「私立医科大学病院における看護職員の従事者に関する調査・研究」「私立医科大学病院の外来における看護管理に関する研究」、「助産婦の適正人員配置に関する研究」「長期・短期入院患者に提供される看護の質と量の差異に関する研究」（共に厚生省厚生科学研究）、「看護業務と勤務体制に関する実態調査とモデル事業」（神奈川県立看護教育大学校指導研究室）、「赤痢罹患による学生の精神医学的問題に関する研究」（文部省科学研究）、「神奈川県看護協会ニーズ調査」（神奈川県看護協会）。その他、「中央手術室の運営・管理に関する研究」「患者分類に関する研究」「適正人員配置に関する研究」「定着性を高めるための方策に関する研究」「物流に関する研究」などがある。

このとおりやればすぐできる
ナースのためのデータ処理（しょり）

2011年2月25日	初　版　第1刷発行	
2021年3月　9日	初　版　第5刷発行	

著　者　坪井博之（つぼい ひろゆき）
発行者　片岡　巌
発行所　株式会社技術評論社
　　　　東京都新宿区市谷左内町21-13
　　　　電話　03-3513-6150　販売促進部
　　　　　　　03-3267-2270　書籍編集部
印刷／製本　港北出版印刷株式会社

定価はカバーに表示してあります。

本書の一部または全部を著作権法の定める範囲を超え、無断で複写、複製、転載、テープ化、ファイルに落とすことを禁じます。

©2011　Hiroyuki Tsuboi

> 造本には細心の注意を払っておりますが、万一、乱丁（ページの乱れ）や落丁（ページの抜け）がございましたら、小社販売促進部までお送りください。送料小社負担にてお取り替えいたします。

●装丁　小島トシノブ／齊藤四歩（NONdesign）
●制作　株式会社　森の印刷屋

ISBN978-4-7741-4532-7　C2036
Printed in Japan